AF612689

FIÈVRE TYPHOÏDE

ET

TUBERCULOSE

PAR

Le Dr Édouard VERGNAUD

LAURÉAT DE L'ÉCOLE DE MÉDECINE DE LIMOGES (1896)
ANCIEN PROSECTEUR DE L'ÉCOLE DE MÉDECINE DE LIMOGES (1896-97)
ANCIEN INTERNE DE L'HOPITAL GÉNÉRAL DE LIMOGES (1896-97)
ANCIEN EXTERNE DES HOPITAUX DE PARIS (1898-99)
ANCIEN INTERNE DE L'HOPITAL SAINT-JOSEPH DE PARIS (1899-1901)

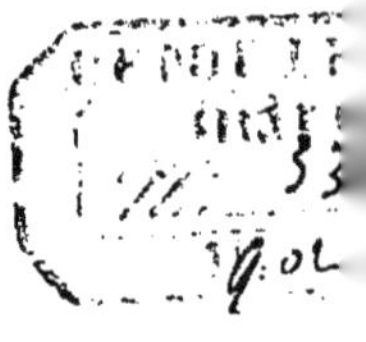

LIBRAIRIE MÉDICALE ET SCIENTIFIQUE
JULES ROUSSET
PARIS. — 36, Rue Serpente. — PARIS
(EN FACE LA FACULTÉ DE MÉDECINE)

1901

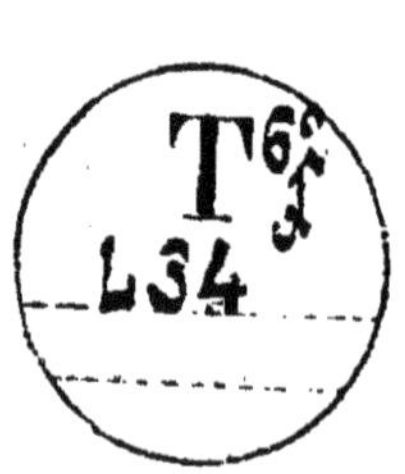

FIÈVRE TYPHOÏDE

ET

TUBERCULOSE

PAR

Le Dr Édouard VERGNAUD

LAURÉAT DE L'ÉCOLE DE MÉDECINE DE LIMOGES (1896)
ANCIEN PROSECTEUR DE L'ÉCOLE DE MÉDECINE DE LIMOGES (1896-97)
ANCIEN INTERNE DE L'HOPITAL GÉNÉRAL DE LIMOGES (1896-97)
ANCIEN EXTERNE DES HOPITAUX DE PARIS (1898-99)
ANCIEN INTERNE DE L'HOPITAL SAINT-JOSEPH DE PARIS (1899-1901)

LIBRAIRIE MÉDICALE ET SCIENTIFIQUE
JULES ROUSSET
PARIS. — 36, Rue Serpente. — PARIS
(EN FACE LA FACULTÉ DE MÉDECINE)

1901

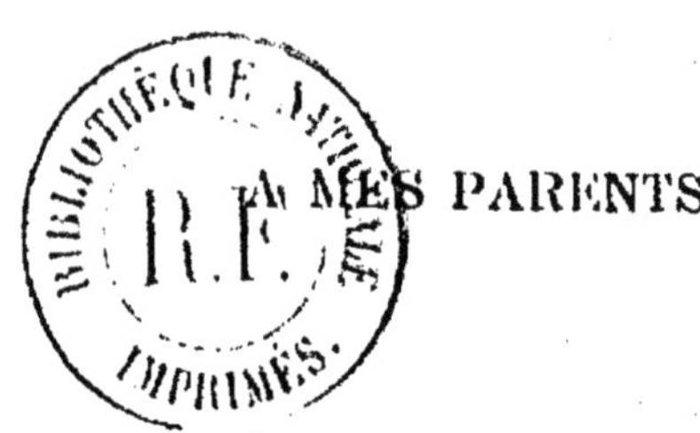

A MES PARENTS

A MES AMIS

A TOUS MES MAITRES

A MON PRÉSIDENT DE THÈSE

MONSIEUR LE PROFESSEUR DEBOVE

Professeur de Clinique interne à la Faculté de Paris
Membre de l'Académie de Médecine
Officier de la Légion d'Honneur

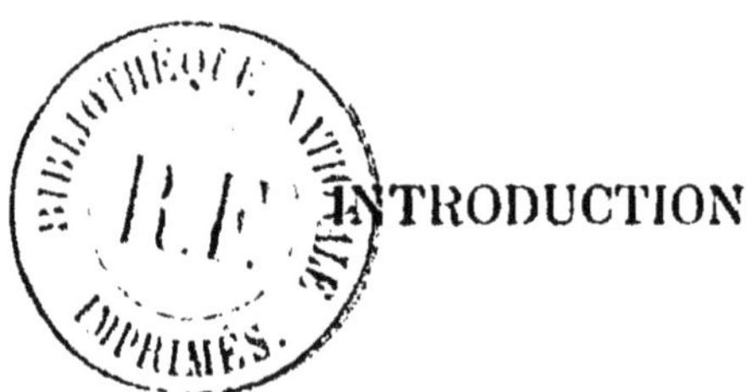

INTRODUCTION

Dans le courant de l'année 1900, il nous a été donné d'observer une série de malades chez lesquels on pouvait constater, simultanément ou successivement, la fièvre typhoïde et la tuberculose. Nous avons pensé qu'il serait intéressant d'étudier les rapports que ces deux maladies peuvent avoir entre elles et nous avons choisi ce sujet pour notre thèse.

Au début de nos recherches, nous avons été effrayé de notre entreprise, en constatant que de nombreux auteurs et d'une très grande autorité s'étaient occupés de la question sans que l'accord soit fait sur les relations de la fièvre typhoïde avec la tuberculose. Les uns soutiennent que beaucoup des cas où l'on a cru trouver, diversement associées, les deux maladies, ne sont que des erreurs de diagnostic ; le plus souvent il s'agirait de poussées successives de tuberculose aiguë ou de simples reliquats des manifestations pulmonaires de la fièvre typhoïde ; les autres auteurs admettent la possibilité de la coexistence ou de la succession de la fièvre typhoïde et de la tuberculose chez le même sujet.

Depuis quelques années, de nouvelles méthodes se sont introduites en médecine, qui vont faciliter notre tâche et nous permettre d'examiner de plus près la question, en éliminant les causes d'erreur qu'on pouvait toujours invoquer avant elles. M. Widal nous a donné un moyen sûr de reconnaître la fièvre typhoïde, et plus récemment MM. Arloing et Courmont, s'inspirant des mêmes principes, nous ont donné le séro-diagnostic de la tuberculose. Avec ces deux moyens d'investigation il sera facile de reconnaître désormais et d'une façon presque indiscutable les cas où la fièvre typhoïde et la tuberculose se montrent à la fois ou l'une après l'autre chez le même individu.

Au cours de notre travail nous essayerons de démontrer qu'il n'y a aucun antagonisme entre la fièvre typhoïde et la tuberculose et de déterminer quel[illegible]luence peut avoir l'une de ces maladies sur l'éclosion de l'autre. Ce premier point acquis, nous rechercherons quelles modifications sont apportées, au point de vue clinique et pronostique, à l'évolution ordinaire de ces deux maladies par leur association ou leur succession.

Avant d'entreprendre notre sujet, il nous reste un devoir bien doux à remplir : remercier tous nos maîtres pour les leçons et les conseils qu'ils nous ont prodigués.

Nos premiers maîtres, à l'Ecole de Limoges, et en particulier, MM. Chénieux, J. Lemaistre, G. Raymondaud et Th. Raymond ont droit à toute notre reconnaissance pour la bienveillance et le dévouement avec lesquels ils ont guidé nos premiers pas dans les sciences médicales.

Nous sommes heureux d'adresser nos meilleurs remerciements à nos maîtres dans les hôpitaux de Paris, chez qui nous avons fait notre stage ou dont nous avons été les externes, MM. Faisans, Souques, Parmentier, médecins des hôpitaux, M. Champetier de Ribes, accoucheur de l'Hôtel-Dieu, MM. de Grandmaison, Springer, Magdelaine, anciens assistants de consultation à la Charité.

Que MM. les docteurs Le Bec, Leroux, Mérigot de Treigny, Monnier et Tison, dont nous avons été l'interne à l'hôpital Saint-Joseph, soient assurés de notre gratitude pour les conseils qu'ils nous ont prodigués avec tant de savoir et de bienveillance. Leurs enseignements, comme leurs exemples, resteront gravés dans notre mémoire.

M. le docteur Meslay, chef du laboratoire de l'hôpital Saint-Joseph, a bien voulu faire pour notre thèse le séro-diagnostic des malades dont nous rapportons l'observation ; qu'il veuille bien accepter nos remerciements, que nous lui devons d'ailleurs pour l'amabilité avec laquelle il nous a initié à la bactériologie.

Nous devons aussi nos remerciements à M. le docteur Genouville, qui nous a reçu avec la plus grande bienveillance à sa consultation de l'hôpital Saint-Joseph et nous a enseigné les premières notions pratiques des maladies des voies urinaires.

M. le professeur Debove, après nous avoir accordé déjà la faveur d'être externe dans son service, a bien voulu nous faire l'honneur d'accepter la présidence de notre thèse ; nous le prions de recevoir ici l'expression de notre respectueuse reconnaissance.

HISTORIQUE

On sait que la fièvre typhoïde n'a été considérée comme une affection morbide bien distincte des autres fièvres qu'au commencement du XIXe siècle. Aussi ses rapports avec la tuberculose ne semblent pas avoir été recherchés avant Laënnec (1823). Celui-ci a constaté parfois la présence de quelques tubercules dans les poumons des sujets ayant succombé à des fièvres continues et intermittentes et range ces pyrexies parmi les causes occasionnelles de la phtisie pulmonaire.

Louis, dans son traité sur la fièvre typhoïde, Taupin dans un mémoire publié dans le *Journal des connaissances médico-chirurgicales*, Andral dans ses *cliniques* font les mêmes constatations et attribuent à la fièvre typhoïde le même rôle dans la genèse de la tuberculose. Cependant Andral fait quelques réserves, et dans le cas où il a trouvé des tubercules, « il lui a semblé plus naturel d'admettre qu'ils avaient préexisté à l'affection fébrile ».

Avec Forget (1841), qui lui aussi a trouvé des tubercules chez des sujets morts de fièvre typhoïde, apparait l'idée d'antagonisme entre les deux maladies : « Nous croirions plutôt, dit-il, que la phtisie préserve de l'entérite folliculaire. » Cependant il admet à titre d'exception que les deux maladies peuvent se succéder, soit d'abord la tuberculose puis la fièvre typhoïde, soit inversement.

En 1843, Boudin soutient avec plus d'énergie encore le principe d'antagonisme, que Thirial admettra d'une façon absolue en 1852 : « Il ne m'est jamais arrivé pour mon compte et il n'est pas à ma connaissance que d'autres aient observé un seul cas de fièvre typhoïde qui serait venue se développer chez un individu atteint d'une phtisie confirmée. » Thirial émet alors cette opinion qui va régner longtemps parmi les partisans de l'antagonisme : il est des phtisies qui, à leur début, simulent assez bien la fièvre typhoïde, et ce sont ces cas qu'on a pris pour des associations de dothiénentérie avec la tuberculose. Cette idée est reprise par lui avec d'autres arguments encore en 1855.

A la même époque, Rilliet et Barthez, malgré la statistique (peu favorable à leurs conclusions) qu'ils publient, admettent avec une « *foi robuste* » qu'il y a antagonisme entre la fièvre typhoïde et la tuberculose ; dans les cas rares où elles coexistent, la première de ces maladies aurait même une action favorable sur la seconde en faisant passer les tubercules à l'état crétacé. Quelques années plus tard (1855), à la Société de Médecine des hôpitaux, M. Barthez admet l'exclusion presque absolue des deux maladies.

Perroud (de Lyon) en 1861 soutient encore, dans un travail couronné par la Faculté de Bordeaux, l'idée de l'antagonisme et propose une prophylaxie au moins singulière de la tuberculose : « Non seulement ne pas empêcher chez l'enfant le développement de la variole ou de la fièvre typhoïde, mais au contraire lui inoculer l'un ou l'autre de ces états morbides. »

En 1855, Mercier essaye de soutenir la possibilité de la coexistence de la tuberculose et de la fièvre typhoïde chez le même sujet, et à l'appui de son opinion il apporte 3 observations bien peu démonstratives et que M. Revilliod sera heureux de trouver pour défendre l'antagonisme. En revanche M. Revilliod publie alors dans sa thèse *sur l'action de quelques maladies aiguës sur la tuberculisation* » des observations destinées dans son esprit à soutenir l'idée de l'antagonisme et qui nous semblent à nous être plutôt propres à prouver le contraire ; entre les observations rapportées par M. Revilliod et ses conclusions il y a une telle contradiction que M. Chollet (*Thèse*, Paris 1883) a pu écrire : « S'il y a antagonisme, ce n'est pas entre la fièvre typhoïde et la tuberculose, mais bien entre les idées de l'auteur et les faits cliniques qu'il invoque. »

De 1860 à 1870, l'antagonisme était combattu par Valleix, Monneret, Grisolle, Hérard et Cornil. Ces derniers admettent la possibilité de l'évolution simultanée ou successive des deux maladies, mais ils en font remarquer la rareté. Villemin n'est pas bien fixé, mais, tout en demandant des recherches ultérieures, il se range néanmoins du côté de ceux qui admettent l'antagonisme.

Au concours d'agrégation de 1866, Constantin Paul soutient dans sa thèse l'antagonisme ; et Peter admet au contraire dans la sienne que « la tuberculisation succède assez souvent à la fièvre typhoïde (affection générale et déprimante). »

Damaschino, dans sa thèse d'agrégation (1872), expose les divergences des auteurs et demande de nouvelles recherches ; mais cependant il semble pencher en faveur de l'antagonisme : « La fièvre typhoïde parait antagoniste de la tuberculose dans ce sens qu'elle semble choisir son terrain et n'attaque guère que les individus moins exposés aux manifestations générales ou diathésiques. »

La même année, Fleurot émet dans sa thèse l'opinion contraire et apporte quatre observations démonstratives de fièvre typhoïde survenant chez des tuberculeux. M. Cornil publie une observation de tuberculose accompagnant une dothiénentérie et aggravée par elle

Pidoux, dans ses *Études générales et pratiques sur la phtisie* (1873), se donne comme entièrement partisan de l'antagonisme et croit « à la réalité de cette antipathie ou de cet antagonisme pathologique autant au moins qu'à l'affinité de la coqueluche et de la rougeole pour la tuberculose pulmonaire ».

A partir de 1878, tous les travaux qui paraissent sur le sujet combattent l'idée de l'antagonisme et apportent de nouvelles observations à l'appui de leur opinion ; et en particulier les thèses de Guillermet, Le Covec, Castex (1878), Régis Gral (1883), Chollet (1883), Janez (Lyon, 1883), la thèse d'agrégation de M. Hutinel, les articles de Hanot, de Homolle dans le Dictionnaire Jaccoud, les observations de M. Galliard, de M. Babinski, etc.

M. Guéneau de Mussy qui écrivait en 1860 : « Je crois avoir observé des malades qui sont devenus tuberculeux pendant la convalescence des fièvres typhoïdes. Je dis : je crois, parce que dans quelques cas on peut se poser cette question : n'a-t-on pas pris pour une fièvre typhoïde une phtisie qui, au début, a suivi une marche aiguë? », dans sa Clinique médicale (t. III, 1884) est d'un avis tout opposé : « Il n'est pas rare de voir la phtisie palmonaire se manifester dans la convalescence ou le déclin d'une dothiénentérie », et il cite plusieurs faits dont quelques-uns observés par lui en 1840 et qu'il n'avait pas publiés en 1860, craignant d'avoir fait une erreur de diagnostic.

L'antagonisme entre la fièvre typhoïde et la tuberculose semblait n'avoir plus de partisans, surtout après la thèse de Bobinet (1888), le mémoire de Loison et Simonin (1893), la thèse de Dodero (Lyon, 1891), celle de Saleur (Nancy, 1896), après les faits si probants de Sarda et Villard (1893), Jolly (1896), de MM. Guinon et Meunier (1897), Chantemesse et Ramond (1897), quand en 1898, au Congrès de Montpellier, M. Revilliod, de Genève, dans un rapport sur les formes de la phtisie pulmonaire, est venu de nouveau soutenir l'antagonisme et admettre que la fièvre typhoïde, dans les cas très rares où elle avait précédé la tuberculose, avait modifié le terrain au point de rendre celle-ci presque inoffensive.

Depuis, quelques nouveaux faits antérieurs à cette opinion ont été publiés, en particulier par M. Pipet, dans sa thèse (Paris, 1900), où il combat l'idée de l'antagonisme.

Il ne faudrait pas croire qu'à l'étranger on s'est désintéressé de la question. Depuis longtemps les auteurs allemands se sont préoccupés des rapports de la fièvre typhoïde avec la tuberculose. C'est même en Allemagne que semble être née l'idée d'antagonisme entre les deux maladies. Dès 1835, Rokitanski écrit : « Le développement du typhus abdominal en même temps que la tuberculose est un phénomène très rarement observé ; même dans ce cas, les tubercules ne sont pas très nombreux. » Lebert et Eichhorst sont du même avis.

Beaucoup plus nombreux sont les auteurs allemands qui soutiennent l'opinion contraire. Vogel (1860), Griesinger (1868), admettent que la tuberculose peut se développer pendant la convalescence d'une fièvre typhoïde et que celle-ci peut survenir chez des tuberculeux ; dans ce cas, la tuberculose reçoit une impulsion nouvelle amenant bientôt un dénouement fatal. Hoffmann, Betke, Ruehle, Niemeyer, Birsch-Hirchfeld Grüber, Burkart, Liebermeister, Gehrardt, Schutze, Heuschert émettent le même avis et apportent de nouvelles observations à l'appui.

Dans la littérature anglaise nous trouvons aussi des travaux relatifs au sujet qui nous occupe.

Williams (1870) (The cause of pulmonary consumption *St-Georges hospit. Reports.*) a vu plusieurs observations de tuberculose consécutive à la fièvre typhoïde, « mais il est bon d'ajouter, dit-il, que l'hérédité existait en même temps dans la plupart de ces cas. »

Bartlett, cité par Murchison, affirme que la phtisie est une suite ordinaire de la fièvre typhoïde en Amérique.

Murchison (1877), dans son Traité de la fièvre typhoïde, admet la tuberculose comme une complication assez fréquente de la fièvre typhoïde, et dit qu'on doit toujours craindre la présence de tubercules, quand la fièvre hectique et la bronchite persistent après la fin du quatrième septenaire.

Enfin Eshner publie dans *Amer. journ. of the Med. Scienc.*, juillet 1899, une observation de tuberculose pulmonaire succédant à une fièvre typhoïde, compliquée déjà de pneumonie.

PREMIÈRE PARTIE

Généralités.

Avant d'examiner les faits que nous allons discuter pour former notre opinion, peut-être est-il bon de donner quelques définitions des mots que nous emploierons constamment.

Que faut-il entendre par *antagonisme* ? Nous croyons que dans le cas qui nous occupe, la majorité des auteurs admet la définition de Monneret : « L'antagonisme est la faculté donnée à l'organisme, soit par le milieu ambiant, soit par une affection actuelle ou passée, de résister aux atteintes d'une autre affection. On peut encore définir plus brièvement l'antagonisme, en disant que c'est l'incompatibilité qui existe entre deux affections et qui a été créée par une première atteinte de l'une d'elles. » En d'autres termes, le bacille d'Eberth et le bacille de Koch ne peuvent se développer sur le même terrain et la fièvre typhoïde préserve de la tuberculose, de même que la tuberculose ne peut pas être suivie de fièvre typhoïde. Cependant même les plus intransigeants partisans de l'antagonisme admettent des exceptions à cette règle, d'autant plus que tous ne s'entendent pas sur la signification du mot tuberculeux.

En proclamant l'antagonisme entre ces deux maladies, beaucoup d'auteurs veulent dire simplement que la fièvre typhoïde ne se développe pas chez des sujets atteints d'une tuberculose en voie d'évolution et qu'on ne devient pas phtisique dans la convalescence d'une fièvre typhoïde. Pour nous, qu'entendrons-nous par *tuberculose* ? Cette maladie étant essentiellement chronique, nous considérerons comme tuberculeux tous ceux qui ont présenté ou présentent d'une façon durable des bacilles de Koch dans leur organisme, lorsque ceux-ci seront décelés par nos moyens d'investigation actuels, ou auront des manifestations anatomiques ou cliniques appréciables, c'est-à-dire que nous admettons, avec Hérard et Cornil, que tout malade porteur de tubercules dans un point quelconque de son organisme, est un tuberculeux.

Dirons-nous de même que tout sujet porteur de bacilles d'Eberth est atteint de fièvre typhoïde ? Evidemment non, car nous savons que Remlinger et Schneider examinant les selles de 10 malades non atteints de dothiénentérie ont trouvé des bacilles typhiques chez cinq d'entre eux (1). Pour qu'il y ait *fièvre typhoïde* il faut qu'il y ait une réaction fébrile, traduisant la lutte de l'organisme contre le bacille envahisseur ; c'est dire que nous admettrons la définition de M. Chante-

(1) *Ann. de l'Institut Pasteur*, 25 janv. 1897, page 63.

messe : « La fièvre typhoïde est une maladie générale qui traduit la réaction de l'organisme envahi par le bacille d'Eberth » et pour notre pratique personnelle, nous considérerons comme typhiques les malades qui présenteront une séro-réaction de Widal très nette, coïncidant avec un mouvement fébrile particulier, et répondant à un type cyclique bien connu.

De l'antagonisme de la fièvre typhoïde et de la tuberculose au point de vue expérimental.

MM. S. Arloing et Dumarest ont fait une série d'expériences pour rechercher l'existence de l'antagonisme de la fièvre typhoïde et de la tuberculose et ils ont communiqué les résultats de leurs recherches à la Société de biologie le 28 octobre 1899. Ils ont montré que les cobayes imprégnés de cultures ou de toxines du bacille d'Eberth étaient aussi susceptibles de se tuberculiser, que les cobayes témoins, et ils concluent que : « L'imprégnation de l'organisme par des cultures complètes du bacille d'Eberth, par la toxine filtrée ou par du sérum de sujets immunisés, faite avant ou après une inoculation de bacille de Koch, est incapable d'empêcher la tuberculisation du cobaye. Toutefois, pratiquée avant l'inoculation tuberculeuse, l'imprégnation par le sérum a paru augmenter, dans une faible mesure, la résistance des cobayes à la tuberculose. »

Dans la séance du 18 novembre 1899, M. Rodet (de Montpellier) a communiqué à la Société de biologie le résultat de ses expériences sur le même sujet et il arrive à des conclusions analogues : « Il ressort de cette expérience que des cultures filtrées, de bacilles d'Eberth et coli, administrées sous la peau pendant plusieurs semaines après une inoculation sous-cutanée de tuberculose peu virulente chez le cobaye, ne se sont pas opposées à l'évolution du processus tuberculeux et à sa généralisation mortelle ; elles ne paraissent pas même en avoir modéré la marche. »

Il est donc bien démontré qu'au point de vue expérimental, l'antagonisme entre la fièvre typhoïde et la tuberculose n'existe pas.

Fréquence de la coexistence des lésions de la tuberculose avec celles de la fièvre typhoïde.

Lorsqu'on fait l'autopsie de sujets ayant succombé à la fièvre typhoïde, on peut rencontrer, en même temps que les lésions propres à cette dernière maladie, des lésions manifestement dues à la tuberculose ; celles-ci peuvent être soit éteintes, soit en voie d'évolution, et les tubercules peuvent siéger soit dans le poumon, soit dans les ganglions lymphatiques, soit dans l'intestin, etc. Et le fait n'est pas rare ; il suffit d'examiner quelques statistiques :

Louis (1) sur 46 autopsies de typhiques trouve 4 fois des tubercules.

Taupin (2), sur 20 autopsies de typhiques, trouve 7 fois des tubercules.

Rilliet (3), sur 16 autopsies de typhiques, trouve 5 fois des tubercules.

(1) *Traité de la fièvre typhoïde*, 1830.
(2) TAUPIN. — *Journ. des Connais. méd. chir.*, nov. et déc. 1839.
(3) RILLIET. — *Thèse* de Paris, 1840.

Rilliet et Barthez (1), sur 28 autopsies de typhiques, trouvent 11 fois des tubercules.

Bouchard (2), sur 40 autopsies de typhiques, trouve 4 fois des tubercules.

Cornil (3), sur 10 autopsies de typhiques, trouve 3 ou 4 fois des tubercules.

A. Robin (4) sur 30 autopsies, trouve 3 fois des tubercules.

Loison et Simonin (5), sur 114 autopsies de typhiques, trouvent 5 fois des tubercules.

Bernheim (6), sur 53 autopsies de typhiques, trouve 4 fois des tubercules.

Griesinger (7) publie la statistique suivante : Il a trouvé :

A Tubingue, sur 29 autopsies de typhiques, 1 fois des tubercules.

A Zurich, sur 84 autopsies de typhiques, 4 fois des tubercules.

A Vienne (1857), sur 100 autopsies de typhiques, 1 fois des tubercules.

A Vienne (1858), sur 413 autopsies de typhiques, 4 fois des tubercules. Et il ajoute qu'il a trouvé fréquemment des lésions *scrofuleuses*

(1) *Traité des maladies de l'enfance*, 1853, t. II, p. 708.
(2) R. GRAL — *Thèse* de Paris, 1882-83.
(3) R. GRAL. — *Th* de Paris, 1882-83.
(4) *Leçons de clinique et de thérapeutique médicale*, 1887, p. 191.
(5) *Archives de méd. milit.*, oct. 1893.
(6) *Th.* de Saleur (Nancy 1895-96), p. 22.
(7) *Traité des maladies infectieuses*, (1868).

Mettenheimer (1) a trouvé sur 38 prisonniers français morts de fièvre typhoïde, 13 fois des tubercules dans les poumons.

D'une façon générale nous voyons que, d'après l'ensemble de ces statistiques (2), sur 15 autopsies de sujets ayant succombé à la fièvre typhoïde, on trouve au moins une fois des lésions tuberculeuses, et dans quelques-unes des statistiques, nous trouvons ces lésions plus d'une fois sur 3 (Taupin, Rilliet et Barthez, Cornil, Mettenheimer) ; dans les plus rares, celles de Griesinger, on trouve encore la proportion de 1 %. Nous voyons donc que la coexistence de lésions tuberculeuses et de lésions typhiques n'est pas un fait exceptionnel et particulier à une époque ou à un pays.

(1) Cité par Liebermeister. *Handbuch der speciellen Pathologie und therapie*, 1876, t. II, p. 182.

(2) Nous avons en effet 69 ou 70 fois des tubercules dans 1021 autopsies soit 6, 6 % environ.

La fièvre typhoïde chez les tuberculeux.

Nous venons de voir que les lésions tuberculeuses et les lésions typhiques peuvent coïncider sur le même sujet. Il est évident que les premières de ces lésions peuvent être soit antérieures, soit postérieures aux lésions typhiques ou même s'être produites en même temps qu'elles. Aussi il nous faut rechercher d'abord si la fièvre typhoïde peut survenir chez des tuberculeux. Le fait n'est pas douteux. On a pu contester le diagnostic de fièvre typhoïde dans les observations antérieures à la découverte du séro-diagnostic et dire qu'il s'agissait alors de poussées aiguës de tuberculose, mais les observations publiées depuis, par MM. Galliard (1), Jolly (2), Widal et Nobécourt (3), Crespin (4), Talamon (5), Pipet (6), Mme Donzeau (7),

(1) *Médecine moderne*, 25 septembre 1897.
(2) Société anatomique. 1896. *Bull.*, p. 457.
(3) Congrès de Montpellier (1898). Rapport de M. Widal.
(4) Congrès de Lille (1899). V. *Bulletin médical*, 1899, p. 711.
(5) *Médecine moderne*, 1900, janvier, n° 3.
(6) *Thèse*, de Paris, 1899-1900.
(7) *Thèse* de Paris, 1900-1901.

et quelques-unes de celles que nous allons rapporter ci-dessous ne prêtent pas à la même critique, puisque le séro-diagnostic de Widal a été positif. Et puisque dans ces cas il s'agit bien de fièvre typhoïde légitime survenant chez des tuberculeux, pourquoi ne pas admettre l'exactitude des diagnostics dans les observations publiées antérieurement, qui sont entièrement comparables aux précédentes et qui ont quelquefois reçu le contrôle de l'anatomie pathologique ? Nous avons pu en réunir plus de soixante recueillies en France, et la plupart ont été prises chez des cliniciens de la plus grande valeur.

Dans quelles formes de tuberculose la fièvre typhoïde peut-elle survenir ? La plupart des observations publiées se rapportent à des cas de fièvre typhoïde survenant chez des sujets atteints de tuberculose pulmonaire ; mais elle peut se montrer dans toutes les formes de tuberculose, ganglionnaire, osseuse, méningée, péritonéale, cutanée, etc.

A quelle période de la tuberculose pulmonaire peut-on observer la dothiénentérie ? Est-il vrai, comme l'a écrit M. Jaccoud (1), que : « s'il est démontré que la tuberculose n'est plus un obstacle absolu au développement de la fièvre typhoïde, il est également certain que la fièvre typhoïde est rare dans le cours et en particulier durant les phases actives de la phtisie ? »

Chez les tuberculeux avancés, chez ceux qui présentent déjà des cavernes pulmonaires volumineuses, appréciables

(1) *Pathologie interne*, tome III.

à l'auscultation, on peut observer cependant la dothiénentérie ; les faits, pour être rares, ne sont pas exceptionnels mais plusieurs passent probablement inaperçus. Le cas rapporté par Griesinger d'une jeune tuberculeuse avec lésions très considérables, placée entre deux malades typhoïdiques, et succombant avec des phénomènes fébriles assez accusés, nous en fournit la preuve puisque le diagnostic de fièvre typhoïde ne fut porté qu'à l'autopsie.

Cependant plusieurs observations ont été publiées. Nous en trouvons une dans Forget (*Traité de l'entérite folliculeuse*, p. 152). Guéneau de Mussy dans sa Clinique médicale (1883, tome III) en rapporte un cas observé par le docteur Folley. De même M. Letulle (*Archives générales de Médecine*, 1884), Vinerta y Rodriguez (*Th.*, Paris 1886-87, obs. II), Jolly, interne de M. Cuffer (*Société anatomique*, 1896, p. 457). Au congrès de Lille (1899, M. Crespin (d'Alger) a lu l'observation suivante :

Observation I (résumée).

Un jeune homme de 18 ans, venu depuis un an à Alger, en assez bonne santé apparente, malgré l'existence d'une vaste caverne dans la partie supérieure du poumon gauche et d'un foyer d'infiltration dans la fosse sus-épineuse du même côté, vit son état s'aggraver dans les derniers jours du mois de mars 1899 ; un mouvement fébrile d'abord simplement vespéral devint continu au bout d'une dizaine de jours ; comme l'auscultation révélait dans la fosse sus-épineuse des râles sous-crépitants fins en très grand nombre, on crut d'abord à une poussée congestive, déterminant l'ascension de la température. Le 14 avril, la température qui jusqu'alors avait oscillé entre

38°5 et 39°5 devint plus élevée, atteignant 39°6 le matin 40° le soir ; une légère diarrhée ocreuse se montra, avec des vomissements presque incoercibles pendant quelques jours ; c'est alors que le sérodiagnostic fut tenté et montra une agglutination au 50°. Le 17 avril apparut un délire furieux intense, la diarrhée continua, mais fut toujours peu importante ; les taches rosées manquèrent. La maladie fut bénigne, ne s'accompagna pas de complications, mais l'évolution en fut très longue, la fièvre persista pendant deux mois et la convalescence s'établit péniblement.

Vers le 10 juillet le malade voit ses forces revenir, son état général s'améliorer ; en même temps on constate une atténuation des signes stéthoscopiques de la tuberculose ; la caverne paraît s'être comblée pendant la fièvre typhoïde et on ne perçoit plus les signes cavitaires si apparents avant la maladie ; l'infiltration de la partie postérieure du poumon semble se limiter également.

C'est chez les tuberculeux à la période de conglomération ou à la période de ramollissement que la fièvre typhoïde se montre le plus fréquemment. La majorité des observations publiées concerne ce groupe (Fleurot, Cornil, Castex, Le Covec, R. Gral, Vulpian, etc.). Nous avons pu retrouver les observations suivantes qui n'ont pas été signalées dans les travaux sur la fièvre typhoïde chez les tuberculeux.

Observation II (résumée).

(Empruntée à la thèse de Barety) (1).

Il s'agit d'un jeune homme de 27 ans, manifestement tuberculeux (amaigri, ayant craché du sang, toussant et perdant ses forces

(1) *De l'adénopathie trachéo-bronchique*, 2ᵉ Ed., 1875, p. 315.

depuis 6 mois) qui contracte une fièvre typhoïde qui n'a rien de particulier, mais dont il reste longtemps à se remettre. Trois mois et demi après il revient à l'hôpital pour faire soigner sa tuberculose qui continue à évoluer. Quelque temps après il sort *dans un excellent état de santé.*

Observation III (résumée).

(Empruntée à la thèse de Dérignac) (1).

Il s'agit d'un jeune homme de 24 ans qui maigrissait depuis quelque temps, qui prenait chaque hiver des rhumes, des extinctions de voix de durée assez longue, bref, dont les antécédents personnels semblaient suspects de tuberculose et qui le 1er août 1882 fut pris de fièvre, de céphalalgie, de diarrhée qui ne disparurent point sous l'influence d'un vomitif. Entré 8 jours après l'apparition de ces symptômes, le malade présentait en outre des râles fins et humides assez abondants dans les deux côtés de la poitrine avec tendance à la localisation aux sommets. Ces symptômes, l'examen des antécédents, tout portait à faire soupçonner l'existence d'une tuberculose aigue, lorsque le malade dit éprouver depuis le 3 août de la douleur de la gorge, de la douleur à la déglutition. L'examen du gosier montrait des ulcérations ressemblant à des ulcérations typhiques. Après 2 ou 3 jours la dothiénentérie semblait se dessiner, lorsque l'apparition d'aphonie vint remettre en discussion la tuberculose et c'est après quelques jours seulement que le diagnostic put être basé sur des données certaines en faveur de la fièvre typhoïde, non point par l'examen seul de la gorge, mais par l'ensemble du malade, qui vers la fin d'août, était absolument guéri.

(1) Etude sur les déterminations de la fièvre typhoïde sur le pharynx et l'isthme du gosier. *Th.*, Paris, 1883.

Observation IV

(Empruntée à M. Aviragnet) (1).

« Nous avons suivi l'an dernier, avec M. Hutinel, un enfant qui présentait en même temps que les phénomènes d'une typhisation très accentuée des lésions de tuberculisation pulmonaire sous la clavicule gauche. Notre embarras a été grand pendant quelques jours ; nous avons fini par conclure à une *dothiénentérie chez un enfant déjà tuberculisé*, en nous basant sur l'accentuation des phénomènes de dépression nerveuse (prostration, stupeur, abattement), sur la sécheresse extrême de la langue, sur la diarrhée. Ce malade avait été amené à l'hôpital au huitième jour au moins de sa maladie et nous n'avons pas pu assister à l'éruption des taches rosées lenticulaires qui nous auraient facilité le diagnostic. »

Observation V (personnelle)

Marie C..., âgée de 29 ans, bonne à tout faire, entre le 25 novembre 1900 à l'hôpital St-Joseph, salle Ste-Madeleine, lit nº 12, dans le service de M. le Dr Mérigot de Treigny remplacé par le Dr Leroux.

Rien à signaler dans ses antécédents héréditaires. Jusqu'à l'hiver dernier elle s'était toujours bien portée, mais depuis elle était sujette à s'enrhumer. Au mois de juin elle contracte une fièvre scarlatine qui ne présente rien de particulier. Pendant la convalescence, le médecin constate des lésions pulmonaires et prescrit du cacodylate de soude. Sur l'influence de ce traitement, l'état général s'améliore et la malade revient à la santé.

La maladie actuelle a commencé vers le 18 novembre par un malaise général, une sensation de fatigue extrême, de la céphalalgie, quelques vomissements. En même temps la malade est prise de

(1) De la tuberculose chez les enfants. *Thèse*, Paris, 1891, p. 49.

sueurs nocturnes ; son sommeil est entrecoupé de cauchemars. A ce moment il n'y a ni diarrhée, ni constipation. Ces phénomènes vont en s'accentuant, et la malade est obligée de s'aliter à partir du 22 novembre.

A son entrée à l'hôpital, on constate que la malade est dans un état d'hébétude assez marqué ; rien de ce qui se passe autour d'elle ne semble l'intéresser ; elle répond péniblement aux questions qu'on lui pose. L'anorexie est absolue, la soif vive. Diarrhée jaune assez abondante et fétide.

La langue est encore bonne, un peu rouge à la pointe et sur les bords. On constate de la douleur dans la fosse iliaque droite et du gargouillement. Il existe déjà des taches rosées discrètes. La percussion dénote une rate assez volumineuse. A l'examen de la poitrine on constate de la diminution de sonorité en arrière dans la fosse sus-épineuse gauche ; la transsonnance pulmonaire est à peu près égale des deux côtés. La respiration est un peu soufflante et l'expiration prolongée dans la fosse sus-épineuse gauche. En avant on ne constate rien d'anormal.

Le cœur ne présente rien de particulier. Le pouls est régulier, rapide (116), dicrote, la température est élevée, 39°9.

Le séro-diagnostic de Widal est positif.

On institue aussitôt le traitement par les bains froids et la diète lactée.

Les jours suivants les phénomènes restent stationnaires. La malade toujours dans la stupeur, n'a pas de sommeil véritable, à aucun moment on n'a constaté du délire. La température oscille entre 39°9 et 39°1. Le pouls est toujours rapide et se maintient au-dessus de 108, quelquefois atteint 124. On constate de l'albumine dans l'urine.

Le 30 novembre, la malade présente une hémorragie intestinale assez abondante qui nécessite la suppression des bains (on fait des applications de glace sur le ventre), mais qui ne détermine pas un abaissement notable de la température. Les signes pulmonaires se sont peu modifiés. Cependant la malade tousse un peu depuis deux ou trois jours ; elle expectore quelques crachats, dans lesquels on ne trouve pas de bacilles de Koch. Les urines contiennent environ 0 gr. 50 d'albumine par litre.

Le ventre est légèrement tendu ; la rate est volumineuse, les taches rosées sont plus nombreuses que le premier jour.

Le 1er décembre, l'hémorragie intestinale cesse. La toux et l'expectoration persistent. Le pouls est toujours rapide 116. Les signes sthétoscopiques restent les mêmes. La température est toujours élevée, aux environs de 40°. On fait des lotions froides toutes les 3 heures.

A partir du 8 décembre la toux et les crachats qui avaient augmenté, diminuent et disparaissent peu à peu. Les taches rosées persistent jusqu'au 20 décembre. Le ventre est devenu plus souple ; la température suit sa courbe ordinaire, mais le pouls reste toujours élevé (108-124) et ce n'est qu'à partir du 15 décembre qu'il tombe pendant quelques jours au-dessous de 100. Les signes d'auscultation ne se modifient pas. A partir du 11 décembre, la température commence à décroître progressivement et régulièrement et le 22 décembre, elle est revenue à la normale.

Le 26 décembre, la convalescence continue normalement, la malade a commencé à s'alimenter d'une façon progressive. Les signes d'auscultation sont restés les mêmes ; pas d'aggravation, ni de diminution. Le pouls est toujours rapide (104).

Le 10 janvier 1901, la convalescence reste toujours normale, cependant la malade se plaint toujours d'une grande faiblesse, son appétit est devenu irrégulier, mais reste encore suffisant. L'amaigrissement est toujours considérable. La toux revient de temps à autre, mais dure peu. Les signes d'auscultation restent stationnaires. Le pouls est toujours rapide (100).

Actuellement (30 janvier 1901) l'état général s'améliore, mais très lentement. Appétit toujours capricieux. Pas de poussées fébriles. Sueurs nocturnes de temps à autre. Quelquefois diarrhée passagère. La malade tousse parfois le matin à son réveil, mais sans expectoration. Les lésions pulmonaires du côté gauche restent identiques : submatité dans la fosse sus-épineuse, respiration rude et saccadée, pas de craquements. Mais il semble que le côté droit se prend à son tour : la respiration est un peu modifiée, l'expiration est prolongée, l'inspiration rude et saccadée et cela aussi bien en avant qu'en arrière, phénomènes qui n'existaient pas au début de la fièvre typhoïde. Le pouls est toujours rapide, 104.

En somme, chez cette malade, nous avons assisté à une fièvre typhoïde survenant après une première atteinte de tuberculose pulmonaire ; la fièvre typhoïde a suivi son cours normal, caractérisée seulement par un pouls très rapide et une hémorragie intestinale assez abondante, mais sans influence sur la température, les phénomènes thoraciques ont été peu marqués et la convalescence a paru se faire comme dans les cas ordinaires. Cependant il semble qu'il se fait une nouvelle poussée de tuberculose pulmonaire du côté droit, alors que les lésions anciennes se sont encore peu modifiées du côté gauche. Comme la malade va partir pour la campagne, où elle pourra jouir du repos et du grand air et qu'elle fera tous ses efforts pour se suralimenter, il est probable que les lésions tuberculeuses, peu considérables encore, qu'elle présente, vont se cicatriser et peut être disparaître.

Souvent dans ces cas de fièvre typhoïde chez des tuberculeux même à la période de ramollissement, la tuberculose a passé inaperçue du malade jusqu'à ce moment et c'est à l'auscultation de la poitrine que le médecin trouve des lésions pulmonaires déjà considérables. D'autres fois la tuberculose semble n'avoir été reconnue que plus tard pendant la convalescence ou même à l'autopsie. Les deux observations de M. Galliard (1) prises dans le service de M. Hayem en 1880, en sont des exemples. En 1886, dans dans une leçon publiée dans la *Gazette des Hôpitaux* (2), M. Potain en rapporte une observation très nette ; M. Galliard (3) en a observé un nouveau cas en 1897.

Dans l'observation que nous publions ci-dessous, la tuberculose n'avait manifesté sa présence par aucun symptôme fonctionnel ou général, et cependant à l'auscultation du malade, au début de sa fièvre typhoïde, on trouvait des signes très nets d'induration d'un sommet pulmonaire.

Observation VI (inédite).

Due à l'amabilité de mon cher ami le docteur Wateau.

L. Auguste, âgé de 18 ans, dessinateur lithographe, entre à l'hôpital Saint-Joseph le 1er août 1899, dans le service de M. le docteur Leroux, salle Marie-Amélie, lit n° 14.

Son père est mort de tuberculose pulmonaire ; sa mère est bien portante, mais a été atteinte d'aliénation mentale et pour cela soignée à Sainte-Anne et à la Salpêtrière. Un de ses frères est mort de méningite tuberculeuse à 10 ans, et une de ses sœurs est morte d'une affection pulmonaire de courte durée, non déterminée.

Dans ses antécédents personnels on ne trouve rien de saillant à signaler. Cependant le malade se plaint d'avoir eu de nombreuses bronchites dans sa deuxième enfance.

Sa maladie actuelle a débuté vers le 15 juillet par un malaise

(1) *Union médicale*, 1880, 2e semestre, p. 481 et suiv.
(2) *Gaz. Hop.*, 1886, p. 1186.
(3) *Médecine moderne*, 25 septembre 1897.

général mal défini, de la céphalalgie, de l'abattement. Pas d'épistaxis ni de vomissements.

A son entrée à l'hôpital on contate des taches rosées abondantes, un peu de diarrhée et un gargouillement très net dans la fosse iliaque droite. La rate est nettement hypertrophiée.

La langue est sèche et rôtie ; les lèvres et les dents recouverts d'un enduit noirâtre. La stupeur n'est pas très marquée. On ne constate rien au cœur. Le pouls est à 116. A l'auscultation des poumons on trouve des râles de bronchite disséminés avec diminution de la respiration et de la submatité au sommet droit. On constate une légère albuminurie.

La température est très élevée 40°1 le matin et 41°4 le soir à 6 heures.

Le séro-diagnostic fait dans la journée est positif.

On met aussitôt le malade à la diète lactée et aux bains froids à 25° toutes les 3 heures. Après le bain la température est abaissée de 1° en moyenne.

La maladie évolua régulièrement, se faisant remarquer cependant par sa température élevée, jusqu'au 12 avril elle oscille avant les bains autour de 40° ; on constate du délire nocturne assez marqué ; les symptômes pulmonaires restent stationnaires. Le pouls oscille entre 104 et 112 :

La marche de la maladie est régulière jusqu'au 17 août, mais alors au 31e jour de la maladie) la courbe de la température devient irrégulière ; l'albumine a disparu dans les urines.

Le 18 août le malade se plaint d'un point de côté à gauche, on constate alors à la base du poumon gauche de la matité très nette, de la respiration soufflante et des râles sous-crépitants moyens assez abondants. A la base du poumon droit, quelques râles sous-crépitants et un peu de submatité. Le pouls augmente de fréquence.

Le 19 août on cesse les bains. L'état général est le même. On trouve les mêmes signes d'auscultation. On donne au malade l'acétate d'ammoniaque à la dose de 5 grammes dans une potion et on applique des cataplasmes sinapisés sur la poitrine.

Le 21 août, même état du poumon gauche ; le souffle est plus rude. A droite on constate de la matité et un souffle qu'on n'avait pas encore entendu. Le malade tousse légèrement, expectore peu ; ses crachats n'ont rien de caractéristique macroscopiquement, au microscope on constate des bacilles de Koch. On continue le même traitement, auquel on ajoute 150 grammes de sérum artificiel et l'enveloppement humide du thorax.

Le 27 août, à l'auscultation et à la percussion, rien de nouveau. On note un amaigrissement considérable. Les yeux sont caves et brillants, les pommettes sont saillantes, les traits tirés.

Le 29 août on entend à l'auscultation, à gauche, un souffle amphorique peu intense coïncidant avec une sonorité exagérée ; on constate la présence de la succussion hippocratique. Ce pneumothorax est survenu sans nouvelle douleur, ni point de côté, ni crise de dyspnée. On remarque que le cœur est dévié à droite. Le pouls est à 120, assez ample et régulier.

Le séro-diagnostic de Widal fait ce jour est *nettement négatif.*

Depuis le 18 août la température est restée constamment au-dessus de 38°4, s'élevant parfois au-dessus de 40°. A partir du 28 août, elle descend de quelques dixièmes et oscille autour de 38°.

Le 31 août on constate du muguet dans la bouche.

Le malade meurt le 1er septembre. L'autopsie n'a pu être faite.

Cependant, il semble qu'on soit suffisamment en droit de porter le diagnostic de fièvre typhoïde survenant chez un tuberculeux, indiscutable cliniquement, malgré l'absence de signes subjectifs antérieurs, et suivie de tuberculose pulmonaire aiguë.

La fièvre typhoïde peut survenir au début de la tuberculose pulmonaire. Les cas n'en sont pas rares, mais souvent les lésions dues aux bacilles de Koch, passent inaperçues, d'autant plus que, parfois, dans ces cas, la dothiénentérie influence heureusement la tuberculose, qui disparait en même temps qu'elle. Cependant il est possible d'en trouver des observations. M. Pipet en rapporte trois observations (12, 13, 18). M. Widal a communiqué au Congrès de Montpellier (1898), le cas suivant :

Observation VII

« J'ai suivi récemment avec M. Nobécourt un malade entré dans mon service avec des hémoptysies abondantes survenues au début d'une fièvre typhoïde que le séro-diagnostic avait permis d'affirmer. Cet homme guérit de sa fièvre typhoïde. Les lésions du sommet à peine appréciables au début de la maladie, étaient devenues ulcéreuses pendant la convalescence. La dothiénentérie avait pris cet homme tuberculeux et l'avait laissé phtisique. »

Dans l'observation suivante, la tuberculose initiale de notre malade aurait facilement passé inaperçue, si celui-ci n'avait fait un premier séjour à l'hôpital St-Joseph pendant lequel on porta le diagnostic de début de tuberculose pulmonaire. Comme rien n'avait attiré l'attention du côté de la poitrine pendant sa fièvre typhoïde, nous aurions considéré ce cas comme une tuberculose post-dothiénentérique. Nous ferons remarquer en outre que ce malade a été soigné à l'hôpital Lariboisière pour sa fièvre typhoïde et à l'hôpital St-Joseph pour sa tuberculose ; il est probable que les cas analogues ne sont pas rares ; aussi il est vraisemblable que des cas de tuberculose précédant ou suivant une fièvre typhoïde passent facilement inaperçus, chacune de ces maladies étant observée par un médecin différent.

Observation VIII (personnelle.)

Ernest D..., 22 ans, ciseleur, entre à l'hôpital St-Joseph, salle Marie-Louise, lit n° 5, dans le service de M. le Dr Leroux, le 25 octobre 1900.

On ne trouve rien d'intéressant à noter ni dans ses antécédents héréditaires, ni dans ses antécédents personnels. Il s'est toujours bien porté et a pu faire une année de service militaire sans fatigue.

Le 3 août dernier, il entre une première fois à l'hôpital St-Joseph, salle Marie-Amélie, lit n° 4, pour une légère bronchite bientôt améliorée, dit-il. Cependant, nous trouvons sur le registre des diagnostics : Début de tuberculose pulmonaire. Quoiqu'il en soit, il sort très amélioré (guéri, dit-il) le 18 août.

Le 23 août, se sentant mal à l'aise, souffrant de céphalée intense, de douleur à la nuque, il entre à l'hôpital de Lariboisière dans le service de M. Dreyfus-Brisac, suppléé alors par M. Triboulet, salle Lasègue, lit n° 58 ; au bout de quelques jours on porte le diagnostic de fièvre typhoïde et on lui donne des bains toutes les trois heures. La température a été assez élevée, nous dit le malade, pendant longtemps. Vers la fin de sa fièvre typhoïde, il aurait eu une hémorragie intestinale pendant toute une journée et qui aurait cessé sous l'influence d'un lavement de perchlorure de fer et de laudanum. Pendant toute la durée de sa fièvre, le malade n'a pas toussé ; il se trouvait placé à côté d'un « poitrinaire », dit-il.

La fièvre typhoïde a eu une durée normale, semble-t-il, et on le renvoie le 4 octobre en convalescence à Vincennes.

Une huitaine de jours après son arrivée à Vincennes, son appétit avait diminué, la nuit il avait des transpirations ; il avait de la fièvre. Il a commencé à tousser, mais sans cracher. Cet état ne s'est pas modifié jusqu'au 19 octobre, jour où le malade revient chez lui, fatigué, sans force. Il ne peut reprendre son travail et le 25 octobre il rentre à l'hôpital St-Joseph, avec des palpitations violentes, une oppression considérable, une toux fréquente et une expectoration abondante. Le malade était dans un état de maigreur considérable. On constate tout d'abord une déformation de la région précordiale ; il existe un enfoncement assez prononcé déterminé vraisemblablement par une pleurésie ancienne.

A l'examen de la poitrine on constate : En avant et à gauche de la submatité très prononcée avec résistance au doigt sous la clavicule ; l'auscultation fait entendre une respiration soufflante avec des craquements humides, du retentissement de la toux et de la voix ; à droite on n'entend qu'un peu de respiration soufflante avec expiration prolongée. En arrière dans les fosses sus et sous-épineuses gauches, submatité très marquée ; il existe des craquements humides ; la toux y est retentissante ; la transsonnance est un peu modifiée. Le poumon droit ne présente rien de particulier.

A l'auscultation du cœur, les bruits sont un peu assourdis ; il existe un souffle systolique très net à la pointe et au premier temps, se propageant vers l'aisselle. Le pouls est petit, régulier et rapide (104). Pas d'albumine ni de sucre dans l'urine.

Le *15 novembre*. — L'état général du malade s'améliore. La maigreur a diminué. L'appétit est encore irrégulier, surtout accentué le matin. Les digestions sont bonnes. Il n'y a plus de sueurs nocturnes. Le malade tousse toujours, surtout le matin et le soir, mais n'expectore plus guère : l'examen de ses crachats ce jour, ne donne pas de bacilles de Koch. Le séro-diagnostic de Widal est négatif.

Les signes d'auscultation sont les mêmes qu'à l'entrée. Les bruits du cœur sont un peu mieux frappés. Le pouls est toujours rapide (96). La température est toujours élevée le soir.

Le *1er décembre*. — Amélioration de l'état général, le malade ne tousse presque plus et ne crache plus du tout.

L'auscultation fait entendre de petits râles crépitants sous la clavicule gauche où il existe toujours de la submatité ; à droite : toujours respiration soufflante.

En arrière, on entend quelques craquements secs et humides dans la région sus-épineuse gauche : vers la base existe un léger frottement pleural. A droite, on ne constate rien d'anormal.

Le pouls est toujours rapide (92). La fièvre vespérale continue. Le souffle initial persiste.

Le *15 décembre* — L'état général s'améliore lentement ; de temps à autre on constate de petites poussées de bronchite, mais les signes stéthoscopiques se modifient peu. La température a toujours tendance à remonter le soir au-dessus de 38°. Pouls 96. Le malade tousse encore beaucoup mais n'expectore pas.

Actuellement (26 janvier 1901), le malade est dans un meilleur état général qu'à son entrée. Cependant il est encore assez amaigri, et d'une pâleur très marquée : il se trouve moins faible depuis quelque temps.

Son appétit est assez bon, mais très irrégulier. Il tousse assez fréquemment mais toujours sans cracher ; à l'auscultation on trouve en avant et à gauche du retentissement de la toux et de la voix, des craquements humides ; la respiration est un peu soufflante à droite. A la percussion on constate très nettement de la matité sous la clavicule gauche. En arrière, il existe de la submatité dans la fosse sus-épineuse gauche et au niveau de la base du poumon gauche : on constate à l'auscultation des craquements humides dans toute l'étendue du poumon gauche, et du retentissement de la toux et de la voix ; la transsonnance pulmonaire est aussi modifiée. Du côté droit on ne trouve que de la respiration soufflante au sommet. Au cœur on constate la persistance du souffle mitral. Le pouls est régulier, assez bien frappé, fréquent (110). La température a toujours tendance à s'élever vers 39° le soir, le matin elle est à peu près normale.

En somme nous nous trouvons actuellement en présence d'un malade atteint d'une tuberculose chronique en évolution et dont la marche a été peu influencée par la fièvre typhoïde intercurrente.

La fièvre typhoïde se rencontre aussi dans la convalescence de la pleurésie et nous savons aujourd'hui que les neuf dixièmes des pleurésies primitives sont de nature tuberculeuse et marquent une première attaque de l'organisme par le bacille de Koch. En 1883, M. Ollivier (1) rapporte un cas de contagion hospitalière de fièvre typhoïde survenant chez une malade ayant eu quelque temps auparavant une bronchite et une pleurésie de nature tuberculeuse. En 1884, M. Laveran en cite plusieurs observations (2). En 1897, M. Troisier et M. Galliard (3) rapportent chacun un cas de contagion hospitalière de fièvre typhoïde survenant chez des malades convalescents de pleurésie. En 1899, M. Variot (4) en signale un survenant chez une petite fille dans la convalescence d'une pleurésie. M. Talamon (5) a vu une fièvre typhoïde survenir chez un malade atteint de pleuro-péritonite tuberculeuse. En présence de ces cas, ne peut-on pas se demander si quelques-unes des pleurésies typhoïdiques, qu'on a signalées ces derniers temps, ne sont pas dues au bacille de Koch, surtout lorsqu'on n'a pas nettement trouvé dans le liquide pleural des bacilles d'Eberth ?

La fièvre typhoïde peut survenir chez des sujets porteurs de tuberculose ganglionnaire ; la plupart des auteurs l'admettent, même Thirial, qui dit : « Parmi les causes internes qui prédisposent le plus à la forme pectorale de

(1) *Annales d'hygiène*, 1883. (2e semestre, p. 235).

(2) *Arch. de médec. et de pharm. mil.*, 1884. 1er et 2e semestre. Contagion hospitalière de la fièvre typhoïde.

(3) *Bulletin de Soc. méd. hôp.*, 1897, p. 1139 et 1145.

(4) *Bulletin de Soc. méd. hôp.*, 1899, p. 950.

(5) *Médecine moderne*, janvier 1900.

la fièvre typhoïde, telle que je viens de la définir, je crois pouvoir placer en première ligne la *constitution lymphatique et la diathèse scrofuleuse,* surtout quand cette diathèse porte moins sur le tissu cellulaire extérieur que sur les membranes muqueuses. » Aux quelques observations publiées antérieurement (Obs. III de Babinski (1), Obs. XII de Laveran (2), Obs. XXII de la thèse de P. Legendre (3), Obs. de Toussaint (4), Obs. VI de Labaste (5), etc.), nous pouvons joindre la suivante, empruntée à M Révilliod (Congrès de Montpellier 1898):

Observation IX

Une jeune fille de 22 ans, de souche tuberculeuse, d'aspect scrofuleux, portant depuis son enfance de grosses masses ganglionnaires au cou, fait à l'hôpital, en 1895, une fièvre typhoïde grave et longue, à la suite de laquelle ces ganglions, bien loin de se mettre en activité, ont été spontanément en diminuant. Comme elle est restée depuis lors en qualité d'infirmière, nous pouvons constater chaque jour l'état florissant de sa santé.

On a aussi publié des observations de fièvre typhoïde survenant chez des malades porteurs de tuberculose osseuse (carie du cinquième métacarpien (Laveran) (6),

(1) *Journal des connaissances médicales*. 1882.
(2) *Archiv. de méd. et de pharm. milit.*, 1881. 1er semestre, p. 115.
(3) *Thèse*, Paris, 1885, p. 171.
(4) *Arch. de méd. et pharm. mil.*, 1885, t. VI, p. 190.
(5) *Thèse*, Lyon, 1893.
(6) *Loc. cit.*

mal de Pott (Saleur) (1), (Mme Donzeau) (2). On a vu aussi survenir la dothiénentérie chez des sujets atteints de tuberculose cutanée (Mme Donzeau) (2).

La fièvre typhoïde peut aussi survenir chez des sujets ayant présenté autrefois des lésions tuberculeuses qui se sont cicatrisées, chez d'anciens tuberculeux actuellement guéris. La fièvre typhoïde réveille alors souvent la tuberculose qui se met de nouveau à évoluer, mais souvent aussi elle suit son cours habituel sans déterminer une nouvelle attaque du bacille de Koch. Nous trouvons en effet dans la thèse de Saleur une observation de fièvre typhoïde chez une jeune fille ayant eu autrefois un mal de Pott, sans que les lésions de la colonne vertébrale n'augmentent et sans que la tuberculose ne se généralise. Nous nous souvenons aussi d'un cas extrêmement net de fièvre typhoïde survenue l'an dernier chez un jeune étudiant en médecine qui, un an auparavant, avait présenté des signes indiscutables de tuberculose pulmonaire, signes stéthoscopiques appréciables, amaigrissement considérable, sueurs, toux. Au moment de sa dothiénentérie on ne constatait plus aucun signe de tuberculose pulmonaire et actuellement l'étudiant continue ses études et jouit d'une excellente santé.

La fièvre typhoïde peut aussi survenir chez des tuberculeux latents, c'est-à-dire chez des tuberculeux dont aucun signe extérieur n'était venu révéler la tuberculose

(1) *Thèse*, Nancy (1895-96).
(2) *Thèse*, Paris (1900 1901).

et chez qui celle-ci pourra passer longtemps inaperçue même après la fièvre typhoïde. Les faits les plus démonstratifs à cet égard nous sont fournis par la statistique de MM. Arloing et Courmont à l'Académie des sciences (19 septembre 1898). Sur 13 cas de fièvre typhoïde où ils ont cherché la séro-agglutination du bacille de Koch, ils ont trouvé 7 cas positifs et chez 5 de ces sujets rien dans les antécédents ne pouvait faire soupçonner la tuberculose. MM. Mongour et Buard (Soc. de Biol., 15 juillet 1899) ont trouvé un cas de fièvre typhoïde ou la séro-réaction d'Arloing et Courmont a été positive. Dans une toute récente publication (*Gaz. hôp.*, 1er décembre 1900) MM. Arloing et Courmont annoncent un travail sur le séro-diagnostic de la tuberculose au cours des fièvres typhoïdes, et disent : « Dans un grand nombre de cas, la séro-réaction tuberculeuse et la séro-réaction typhique ont très fréquemment coïncidé aux mêmes jours. Dans un certain nombre de cas, l'autopsie ou la clinique nous montre en effet la coexistence de lésions tuberculeuses pulmonaires et de lésions typhiques. Mais, souvent, l'un ou l'autre de ces moyens d'investigation ne nous ont pas permis de déceler la lésion tuberculeuse. » Ces auteurs pensent que dans ces cas il s'agit d'un microbisme latent décelé par la séro-réaction.

L'examen des observations précédentes nous conduit nécessairement à cette conclusion que la fièvre typhoïde peut coïncider avec toutes ces formes de la tuberculose chronique et se montrer à toutes ses périodes. En d'autres termes la tuberculose ne modifie pas l'organisme au point que la dothiénentérie ne puisse survenir chez un sujet déjà en puissance du bacille de Koch.

Nous pouvons nous demander quelle est la fréquence de cette combinaison morbide. Nous avons peu d'éléments pour former notre opinion. Il n'existe pas à notre connaissance de statistiques sur ce sujet. Si nous nous reportons aux auteurs qui ont donné quelques chiffres, nous trouvons :

Louis, 1 cas sur 46 autopsies.

Forget, sur ses 93 observations, semble avoir vu 3 fois la fièvre typhoïde survenir chez des tuberculeux.

M. A. Robin (*loc. cit.*) a vu 7 fois sur 307 malades, la fièvre typhoïde survenir chez des tuberculeux.

M. Pipet dit dans sa thèse qu'il a observé plus de 100 malades dans l'épidémie de 1899 et ne rapporte que 3 observations où la fièvre typhoïde est survenue chez des tuberculeux.

Nous-mêmes, sur une centaine de cas de fièvre typhoïde que nous avons observés au cours de nos études médicales, nous avons constaté une tuberculose pulmonaire préexistante chez 5 ou 6 de nos malades.

En somme les cas analogues ne se présentent pas très souvent, environ 3 fois pour 100 ; peut-être sont-ils plus nombreux et quelques-uns des cas de tuberculose consécutive à la dothiénentérie devraient vraisemblablement appartenir à ce groupe ; mais on sait combien la plupart du temps il est difficile de porter le diagnostic de tuberculose au début.

Tuberculose consécutive à la fièvre typhoïde.

Nous avons vu que la tuberculose ne préservait pas de la fièvre typhoïde, recherchons maintenant si un sujet ayant été atteint de dothiénentérie peut se prêter au développement du bacille de Koch.

La plupart des auteurs admettent qu'un convalescent de fièvre typhoïde peut devenir tuberculeux; c'est l'opinion de Laënnec, Andral, Louis, Monneret, Valleix, Grisolle, Hérard et Cornil, Béhier et Hardy, Hutinel, Potain, Dieulafoy, Babinski, Galliard, etc., qui en ont rapporté des observations. En 1888, M. Bobinet pouvait rassembler dans sa thèse 42 cas incontestables de tuberculose survenant pendant la convalescence d'une fièvre typhoïde. Depuis, de nouveaux faits ont été publiés en France et à l'étranger (Labaste, Dodero, Saleur, Pipet Heuschert, etc.), ce qui porte à plus de 60 le nombre des observations actuellement publiées.

La plupart des cas précédents se rapportent à des

tuberculoses survenant pendant la convalescence de la dothiénentérie et les observations de M. Babinski en sont les types. Les malades encore à l'hôpital ou sortis depuis peu, mais non encore complètement guéris, sont repris de phénomènes fébriles qui font penser à une rechute. C'est ce qui s'est passé dans les 3 cas suivants que nous ajoutons aux observations déjà publiées.

Observation X (résumée).

(Empruntée à la thèse du Dr Wateau) (1)

R... Louis, 14 ans, entre à l'hôpital au 10e jour d'une fièvre typhoïde légère (avec séro-diagnostic positif). Température peu élevée, mais pouls rapide (en moyenne 120). La convalescence commence normalement, cependant le pouls reste toujours rapide (plus de 100) et la tachycardie augmente bientôt et atteint 120 à 140 pulsations, sans que le malade en ressente aucun malaise. Il est toutefois maintenu au lit. Son état reste stationnaire pendant plus d'un mois avec ce symptôme unique : tachycardie sans fièvre.

Deux mois après son entrée à l'hôpital (le 16 février 1899), le malade se lève pour la première fois. Le pouls ne varie pas, mais la température vespérale s'élève un peu, 38° à 38°,2. On le remet au lit quatre jours après, et cependant la fièvre persiste. On pense à une rechute, mais on n'observe ni diarrhée, ni ballonnement du ventre, ni taches rosées, ni grosse rate et le *séro-diagnostic est négatif*. Par contre, on constate une matité très nette au sommet gauche, ainsi qu'au niveau des ganglions bronchiques du même côté.

La fièvre persiste dans les mêmes conditions, variant entre 37°8 et 38°8 et un pouls restant à 140 jusqu'au 7 mars. A ce jour, hémoptysie abondante, la température s'élève et se maintient autour de

(1) *La tachycardie chez les tuberculeux*. Paris, 1899-1900.

39°. Pouls à 160. A l'auscultation, on entend de nombreux râles sous-crépitants, disséminés dans l'étendue des deux poumons. Dès lors la situation s'aggrave, la respiration s'accélère, le pouls s'affaiblit et s'élève encore ; le malade est couvert de sueurs abondantes. Le 17 mars, la respiration est embarrassée, le pouls à 160, la face cyanosée. Mort le 18.

A l'autopsie, on trouve les deux poumons criblés de haut en bas de granulations tuberculeuses, plus abondantes à gauche. Pas d'autres lésions tuberculeuses du côté droit. On trouve par contre, au milieu de la base du poumon gauche, une caverne assez étendue, du volume d'une petite noix.

Nous avons rangé ce cas parmi ceux de tuberculose post-dothiénentérique, parce que nous ne savons pas si le sujet avait présenté des signes antérieurs de tuberculisation et que celle-ci n'a été constatée qu'après la fièvre typhoïde.

Observation XI (personnelle).

Elise S..., 14 ans 1/2, entrée le 9 août 1900 à l'hôpital Saint-Joseph, salle Ste-Mathilde, lit n° 9, dans le service de M. le Dr Leroux.

Son père est mort « poitrinaire » ; sa mère est bien portante ; elle a des frères en bonne santé. Elle-même s'est toujours bien portée ; elle n'a eu qu'une rougeole pendant son enfance ; elle n'est pas sujette à s'enrhumer et elle n'a jamais toussé.

La maladie pour laquelle elle entre à l'hôpital a débuté vers le 1er août ; la malade, bien portante auparavant, s'est sentie fatiguée, prise de courbature générale, de céphalée intense, de douleurs dans les membres ; en même temps elle perd l'appétit, elle n'a ni diarrhée ni vomissements. Elle a de la fièvre et est obligée de s'aliter le 2 août ; jusqu'au 9, jour de son entrée à l'hôpital, les phénomènes précédents n'ont fait que s'accentuer ; la diarrhée fait toujours défaut, la malade est plutôt constipée.

A son entrée à l'hôpital, elle est dans un état de torpeur assez prononcé ; la langue est sèche et rôtie ; on constate des taches rosées. le ventre est légèrement ballonné et douloureux dans la fosse iliaque droite ; on ne constate pas de gargouillement. La rate est volumineuse. A l'auscultation de la poitrine on ne trouve rien à remarquer. Le séro-diagnostic fait dans la journée est nettement positif. On institue aussitôt le traitement de la fièvre typhoïde : diète lactée, enveloppements humides de tout le corps, si la température dépasse 39°, toutes les 3 heures.

Dès le 1er jour, la malade se met à délirer, mais a un délire calme ; on constate quelques mouvements de carphologie ; sous l'influence d'un purgatif léger administré à son arrivée, un peu de diarrhée s'établit pendant quelques jours, faisant place bientôt à une constipation qui a duré jusqu'à la fin de la maladie.

La fièvre typhoïde a eu une évolution à peu près normale ; la température restait toujours très élevée. On a continué les enveloppements humides toutes les trois heures quand la température dépassait 39°, ce qui était presque constant. Le 15 août et les jours suivants on voit apparaître des vomissements, la malade prend un aspect méningitique. On refait alors le séro-diagnostic qui est toujours positif. On ne constate encore aucun signe anormal à l'auscultation de la poitrine.

Le 18, le 19 et le 20 août la température remonte et dépasse 40°. Le pouls est à 120, ample, régulier.

Les jours suivants, la courbe thermique descend progressivement et le 24 août on cesse les enveloppements. Malgré la température normale, le pouls reste toujours élevé ; il oscille entre 96 et 100.

Le 29 août on constate une nouvelle élévation de température (39° 2) et l'apparition d'un érythème scarlatiniforme qui dure à peine quelques heures.

Au cours de la fièvre typhoïde deux abcès assez vastes étaient survenus spontanément : l'un à la jambe et l'autre à la cuisse droites. Plus tard pendant la convalescence, il y eut encore menace d'abcès dans la région lombaire droite. Une induration assez étendue avec rougeur de la peau s'était montrée et était restée douloureuse pendant quelques jours. Puis spontanément la résolution s'est faite.

Pendant le mois de septembre, à partir du 3, il semble y avoir une rechute; puis vers le 14 septembre la température revient au-dessous de 38°; mais il n'y a jamais eu une défervescence bien nette; de temps à autre, le soir, on constate une nouvelle élévation de température. On ne trouve encore rien d'anormal dans la poitrine.

Vers le 20 septembre, la malade qui n'avait pas toussé pendant sa maladie se met à tousser; on constate alors de la respiration soufflante et un peu de submatité au sommet droit.

Au commencement d'octobre on constate des signes très nets d'infiltration du sommet du poumon droit; submatité en avant et en arrière; modification de la transsonnance pulmonaire; retentissement de la toux et de la voix; respiration soufflante et quelques craquements. Le séro-diagnotic est *négatif*.

Depuis, ces phénomènes n'ont fait que s'accentuer, mais la malade n'a pas de sueurs nocturnes et la toux semble diminuer. Cependant l'état général ne s'améliore que très lentement; l'émaciation est extrême; l'appétit est bon. La température oscille toujours autour de 38°. Vers le 1er novembre une nouvelle poussée fébrile se produit; la température atteint presque 40° et se maintient aux environs de 40°, pendant quelques jours.

Après le 4 novembre la température revient progressivement au-dessous de 38°. Mais les signes d'auscultation n'ont pas diminué; le poumon gauche semble aussi présenter de l'infiltration. Le pouls est toujours rapide.

La malade dont l'état général semble s'améliorer un peu, part en convalescence le 18 novembre; elle ne tousse presque plus, elle n'expectore pas. A l'auscultation on entend au sommet du poumon en arrière des craquements humides; un peu de respiration soufflante; la toux et la voix sont retentissantes dans la fosse sus-épineuse droite. La transsonnance pulmonaire est modifiée; à la percussion, en avant et en arrière, submatité très nette au sommet du poumon droit. Le pouls est très rapide (108). La malade est très maigre ; elle ne présente pas de déformation hippocratique des doigts.

Nous avons revu la malade le 14 janvier 1901. Son état général s'est amélioré ; elle a pris de l'embonpoint. Cependant elle possède encore un appétit irrégulier, de temps à autre elle a des sueurs nocturnes : matin et soir elle tousse encore, mais sans expectorer. A la percussion on trouve toujours de la matité au sommet du poumon droit en avant et en arrière ; la transsonnance pulmonaire est modifiée du côté droit. La toux est un peu plus soufflante qu'à gauche ; mais il n'y a plus de craquements humides. Le pouls est très rapide (112).

Observation XII (personnelle.)

P... (Lucien), âgé de 9 ans et demi, entre le 13 septembre 1900 à l'hôpital St-Joseph, salle St-Albert, lit n° 7, dans le service de M le Dr Leroux.

Son père est mort probablement tuberculeux (d'après ce que nous dit sa mère). Une de ses sœurs serait morte à 3 mois avec convulsions.

Dans son enfance, on ne relève rien de particulier ; sa mère le dit sujet aux angines légères. Il ne tousse pas habituellement. Il n'a pas eu de ganglions scrofuleux.

La maladie pour laquelle il entre à l'hôpital a commencé vers le 5 ou le 6 septembre par une violente céphalalgie, des épistaxis (5 ou 6) assez abondantes. Il n'a pas eu de vomissements, pas de diarrhée, pas de constipation. Dès le début, il a perdu l'appétit, il a eu la fièvre et s'est mis au lit.

A son arrivée à l'hôpital il est très abattu. Sa température, le soir, est de 40°1 et le matin de 40°. On constate une éruption assez abondante de taches rosées : une rate volumineuse, du gargouillement et de la douleur dans la fosse iliaque droite. La langue et les lèvres sont rôties et couvertes d'enduit fuligineux ; on ne constate rien au cœur ni rien aux poumons, le malade ne tousse d'ailleurs pas. On ne trouve pas d'albumine dans l'urine. On institue aussitôt le traitement par les bains froids à 25°, toutes les trois heures, quand la température rectale dépasse 39°. On nourrit le malade avec du lait, du café, une potion de Todd.

Les signes de dothiénentérie sont si nets qu'on néglige de faire le séro-diagnostic.

Pas de délire pendant toute la maladie.

Pendant quelques jours, le malade a eu de la diarrhée à la suite d'un purgatif léger administré à l'arrivée à l'hôpital. La maladie a suivi son cours normal sans incidents notables et à partir du 20 septembre on supprime les bains, la température se maintenant au-dessous de 39°. Il a pris en tout 40 bains. Les jours suivants, la défervescence continue. On alimente progressivement le malade. Jusqu'au 3 octobre, la convalescence est normale, mais le 3 octobre, il se produit, le soir, une ascension thermique qui se maintient quelques jours. Les jours suivants, le malade se met à tousser.

Le 9 octobre on trouve des signes très nets d'induration du sommet droit : légère submatité en avant et en arrière ; la transsonnance pulmonaire est modifiée ; la respiration est soufflante, on entend quelques craquements secs. Le malade tousse, mais n'expectore pas. Il a quelques sueurs nocturnes.

Jusqu'à sa sortie de l'hôpital, le 1er novembre, pour aller à l'hospice d'Ormesson, les signes d'auscultation n'ont pas changé. L'état général semble cependant s'être amélioré sous l'influence du traitement. Le malade ne tousse presque plus.

Le séro-diagnostic fait le 26 otobre 1900 est douteux au 15e, négatif au 10e.

Nous n'avons pas revu le malade depuis son départ de l'hôpital, mais nous savons qu'il est encore à Ormesson (30 janvier 1901), ce qui fait présumer que ses signes de tuberculose ne sont pas encore entièrement effacés.

La tuberculose peut donc se montrer pendant la convalescence d'une fièvre typhoïde, mais le fait est-il fréquent? Louis a vu 3 fois des tubercules récents à l'autopsie de 46 typhiques; Taupin a vu 4 fois, sur 121 cas, des petits convalescents de fièvre typhoïde sortir de l'hôpital avec des signes de tuberculose. E. Bouchard (*Thèse* de Paris, 1876-77), a vu 68 typhiques dont 2 sont devenus tuberculeux pendant la convalescence. Labaste (*Thèse* de Lyon, 1893), sur 225 cas de fièvre typhoïde a vu survenir 5 fois la tuberculose pendant la convalescence. Pipet sur 100 malades n'en a vu que deux devenir tuberculeux : « Il est vrai, ajoute-t-il, que nous avons perdu de vue la plupart d'entre eux après leur départ pour Vincennes ou le Vésinet. » Nous avons vu aussi deux fois la tuberculose suivre immédiatement une fièvre typhoïde sur une centaine de malades. En somme, la tuberculisation des malades convalescents de fièvre typhoïde ne paraît pas être très fréquente. Cependant il est assez difficile de donner des chiffres exacts, et dans la réalité elle est plus fréquente que ne l'indiquent les chiffres précédents : tous les auteurs qui se sont occupés de la question ont fait cette remarque; le malade sort en effet de l'hôpital avant que sa tuberculose ait eu le temps de se manifester par des signes bien nets, et quand elle est évidente, souvent il n'est pas revu par le même médecin et la filiation des deux maladies échappe alors souvent à l'observation.

La tuberculose peut suivre à plus ou moins brève échéance la fièvre typhoïde ; tous les auteurs l'admettent et beaucoup d'entre eux rangent la dothiénentérie parmi les maladies qui favorisent l'invasion ultérieure de l'organisme par le bacille de Koch. Thirial, l'un des premiers partisans de l'antagonisme publie dans l'*Union médicale* (1851) l'observation d'un enfant mourant de phtisie pulmonaire un an après avoir eu la fièvre typhoïde et Revilliod lui-même, l'un des partisans les plus convaincus de l'antagonisme, pense que la tuberculose peut survenir chez des sujets ayant eu la fièvre typhoïde, et cela d'autant plus fréquemment qu'on s'éloigne davantage de la pyrexie; il dit même avoir observé 49 fois le fait sur 1614 tuberculeux qu'il a examinés dans ce but, soit environ 3 fois pour 100.

Il nous semble que cette éventualité est plus fréquente que ne le pense M. Révilliod, du moins en France. En effet, M. Leudet dans un mémoire à l'Académie des sciences en 1886, range la fièvre typhoïde parmi les affections donnant une aptidude fâcheuse à la tuberculose, car, dit-il, 22 0/0 des typhoïdiques deviendraient plus tard des tuberculeux. Dans les *Archives de médecine et de pharmacie militaire* d'août et de septembre 1900, M. Busquet dit avoir recueilli en peu de temps six observations dans lesquelles l'infection tuberculeuse s'est produite 4, 10, 11 12, 16 et 25 mois après la fièvre typhoïde. Et si nous nous reportons à nos souvenirs personnels, nous avons fréquemment trouvé dans les antécédents des tuberculeux qu'il nous a été donné d'observer une atteinte plus ou moins ancienne de fièvre typhoïde.

Dans un travail encore inédit, mon excellent ami, le docteur Garrigues, médecin de l'hôpital Péan, a recherché parmi 280 enfants d'un orphelinat dont il est le médecin, ceux qui avaient eu la fièvre typhoïde et les a examinés au point de vue de la tuberculose pulmonaire. Voici les résultats auxquels il est arrivé : 22 enfants ont eu la fièvre typhoïde et actuellement (janvier 1901) 5 sont manifestement tuberculeux et 4 sont au moins suspects de tuberculose ; remarquons que cette proportion de 5 tuberculeux pour 22 sujets ayant eu la dothiénentérie est singulièrement voisine de celle qui nous est donnée par les chiffres de Leudet.

Il en est de même à l'étranger : Bartlett, cité par Murchison, dit que la tuberculose est une suite fréquente de la fièvre typhoïde en Amérique, et Gerhardt a pu écrire en 1877, dans son *Manuel des maladies des enfants*, que la phtisie pulmonaire est très souvent observée à titre de maladie consécutive au typhus abdominal.

Contrairement à l'opinion de Revilliod, qui prétend que dans ses observations, « la tuberculose ne s'est jamais mise en train que deux ans au minimum après l'impression typhoïde », c'est généralement dans le cours de la première année après la dothiénentérie que se manifeste le plus souvent le développement de la tuberculose, comme le montrent la plupart des observations, et en particulier celle de Thirial, celles de M. Busquet. Dans l'observation suivante, la phtisie pulmonaire a débuté quelques mois après la fièvre typhoïde.

Observation XIII (personnelle).

Renée, L..., âgée de 11 ans, entre le 2 novembre 1900 à l'hôpital Saint-Joseph, salle Sainte-Mathilde, lit n° 2, dans le service de M. le docteur Leroux.

Dans ses antécédents héréditaires rien ne peut faire soupçonner la tuberculose. Son enfance a été maladive ; à 10 mois elle a eu une bronchite capillaire ; la rougeole quelque temps après ; la coqueluche à 2 ans et demi ; elle n'a pas eu de gourme ni de ganglions. Il y a deux ans elle a eu une fièvre scarlatine soignée à l'hôpital des Enfants malades.

Au mois de novembre 1899 elle entre de nouveau à l'hôpital des Enfants malades pour une fièvre typhoïde pour laquelle on lui a donné de nombreux bains froids. Pendant toute sa fièvre typhoïde elle n'a pas toussé, ni craché, nous dit-elle et sa mère le confirme. Elle a été envoyée ensuite à l'asile de convalescence de Vaugirard où elle est restée jusque dans les premiers jours de janvier 1900. Là elle s'est remise peu à peu, sans cependant recouvrer la santé complète.

Au mois d'avril 1900 elle s'enrhume et commence à tousser ; ce rhume a toujours duré depuis, dit-elle. Elle tousse beaucoup mais sans jamais expectorer. Depuis, son appétit est très irrégulier, cependant elle ne souffre pas de ses digestions : elle n'a jamais envie de vomir après ses repas. Pas de diarrhée, ni de constipation. Elle a maigri beaucoup, cependant son état général est encore assez bon. Elle a des sueurs nocturnes assez abondantes.

Au moment de son entrée : elle présente un assez bon aspect général ; elle n'est point trop émaciée. Elle présente de la déformation hippocratique des doigts et répond assez bien au type vénitien de M. Landouzy.

A l'examen de la poitrine, on constate à la percussion en avant : de la matité sous-claviculaire à gauche ; de la submatité à droite ; en arrière, matité dans les fosses sus et sous-épineuses gauches ; submatité dans les fosses sus et sous-épineuses droites.

A l'auscultation, en arrière et à droite, au sommet, râles humides nombreux, retentissement de la voix et de la toux ; à gauche et au sommet, souffle caverneux, gargouillement ; en un mot, signes très nets de caverne. Dans le reste des poumons on entend de nombreux râles muqueux disséminés. L'auscultation fait entendre en avant du gargouillement à gauche ; de la respiration soufflante et quelques râles à droite : il existe aussi du retentissement de la toux.

Le cœur est normal. Le pouls est régulier, mais très rapide (120).

La température est assez élevée le soir, dépasse 38° ; le matin elle est à peu près normale.

20 novembre. — L'état de la malade s'est peu modifiée.

Les signes d'auscultation sont les mêmes. Le pouls est toujours rapide (116).

L'appétit paraît meilleur.

1er décembre. — Même état.

La courbe de la température présente de grandes oscillations dépassant quelquefois 39°, et souvent 38°5, le soir, et revenant à la normale le matin. La malade tousse toujours sans expectorer.

Au moment de son départ de l'hôpital (16 décembre 1900) l'état général s'est un peu amélioré, mais les signes sthétoscopiques persistent, la toux est toujours fréquente, et les crachats sont toujours absents. Pouls rapide (112).

Légère élévation de la température le soir.

Observation XIV (personnelle).

Maurice C..., 15 ans, apprenti coupeur, vient à l'hôpital Saint-Joseph le 30 janvier 1901 à la consultation externe du Dr Mérigot de Treigny.

Il vient consulter parce que depuis quelque temps il tousse beaucoup, a des sueurs nocturnes, perd ses forces.

L'interrogatoire de ce malade nous apprend qu'il est né d'un père tuberculeux ; lui-même a eu successivement dans sa première enfance, rougeole, scarlatine, varicelle, diphtérie, coqueluche. Il n'a jamais eu une santé bien robuste, mais il n'a pas eu de ganglions cervicaux, et n'était pas sujet aux rhumes : il avait de fréquentes angines, nous dit sa mère. Il se portait néanmoins assez bien jusque vers le 12 ou le 15 novembre, date à laquelle il a été pris d'une maladie, qualifiée fièvre typhoïde par le médecin. Les renseignements donnés par la mère du malade semblent bien confirmer ce diagnostic. Cette dothiénentérie n'aurait présenté rien de particulier ni dans son allure, ni dans sa durée et le 17 décembre, le malade convalescent fait sa première sortie. Quelques jours après on lui administre un tænifuge pour le tænia dont on avait constaté l'existence pendant la fièvre typhoïde.

Depuis cette époque, malgré un robuste appétit, de bonnes digestions, un sommeil réparateur, le malade ne prend que très lentement des forces et son amaigrissement au lieu de diminuer s'accentue.

Il tousse assez fréquemment, mais il n'expectore presque jamais. Au moment de son premier sommeil il éprouve des sueurs abondantes qui ne se reproduisent plus dans le reste de la nuit. De temps à autre il se plaint de douleurs thoraciques du côté gauche. Sa mère nous dit alors qu'il a eu une broncho-pneumonie de ce côté pendant sa fièvre typhoïde.

L'examen du malade nous montre un sujet pâle, anémié, à la peau blanche et sillonnée de veines bleuâtres ; l'amaigrissement est très prononcé, surtout au niveau du thorax : les creux sus et sous-claviculaires sont très accentués ; les omoplates sont un peu saillantes ; légère déviation à droite de la colonne vertébrale. Les membres sont longs et grêles, mais sans vergetures, malgré l'énorme accroissement de la taille depuis la convalescence de la dothiénentérie. Pas de déformation hippocratique des doigts.

La percussion de la poitrine dénote en avant un peu de submatité du côté gauche ; la respiration à ce niveau est un peu saccadée, l'expiration prolongée, pas de craquements. A droite on ne constate rien d'anormal.

En arrière légère submatité dans les fosses sus-épineuses, plus accentuée à droite. Sonorité normale dans le reste de la poitrine. L'auscultation fait entendre au sommet gauche des frottements très manifestes, pas de râles, respiration un peu saccadée, expiration prolongée, murmure vésiculaire plus rude. A droite respiration soufflante très manifeste au sommet, pas de craquements, un peu de retentissement de la toux. La transsonnance pulmonaire est un peu modifiée.

Au cœur on ne constate rien d'anormal. Le *pouls* est régulier, assez ample, rapide (108).

L'examen des autres organes ne révèle rien de particulier.

En somme, l'examen précédent nous conduit au diagnostic suivant : début de tuberculose pulmonaire pendant la convalescence d'une fièvre typhoïde chez un sujet prédisposé, peut-être même tuberculeux latent. La dothiénentérie n'a été que la cause occasionnelle. Il faut éliminer la possibilité de reliquats des manifestations pulmonaires de la fièvre typhoïde à cause des antécédents personnels et héréditaires, à cause de la persistance de l'amaigrissement, des sueurs nocturnes fréquentes, de la tachycardie, des signes d'auscultation et en particulier des frottements du sommet gauche qui semblent bien indiquer là une participation de la plèvre à l'affection sous-jacente.

Le pronostic ne doit pas être forcément fatal. Les lésions pulmonaires sont trop peu avancées pour ne pas être susceptibles de rétrocéder sous l'influence de la suralimentation (rendue facile par l'appétit considérable et la facilité des digestions), le repos, le grand air, que nous avons conseillés au malade.

Dans d'autres cas, c'est beaucoup plus tard que se développe la tuberculose ; il semble même dans certains cas qu'il n'y ait aucune relation entre la fièvre typhoïde et la tuberculisation : cependant on pourrait invoquer l'empreinte souvent considérable que laisse souvent la dothiénentérie sur l'organisme surtout quand il est encore en voie de croissance ; mais nous ne retiendrons ces faits que pour montrer une fois de plus qu'une atteinte de fièvre typhoïde ne préserve nullement d'une tuberculose ultérieure, comme le soutenaient Perroud, Pidoux...

Fièvre typhoïde et tuberculose aiguë évoluant en même temps chez le malade.

Nous avons vu que la fièvre typhoïde peut survenir à toutes les périodes de la tuberculose, qu'elle peut être suivie de tuberculose ; il nous reste à nous demander maintenant si elle peut s'accompagner de tuberculose aiguë et évoluer parallèlement à cette dernière maladie chez le même individu.

La lecture de l'observation de MM. Kiener, Sarda et Villard publiée en 1893 dans la *Revue de Médecine* nous montre un exemple indiscutable de la coexistence et de l'évolution parallèle de la fièvre typhoïde et de la tuberculose aiguë. Dans ce cas, pendant quelques jours, la fièvre typhoïde occupe nettement le premier plan et c'est elle seule qui inspire les indications thérapeutiques ; mais bientôt surviennent des crises convulsives qui jointes aux signes d'auscultation font penser à une méningite dont la nature tuberculeuse ne parut pas douteuse. L'autopsie vint peu de temps après montrer l'exactitude du diagnostic d'infections combinées porté par MM. Sarda et Villard.

L'observation de MM. Guinon et Meunier, à la *Société médicale des hôpitaux* en 1896, nous montre une fièvre typhoïde survenant chez un petit malade qui avait présenté des lésions tuberculeuses cicatrisées pendant un certain temps ; puis réveillées quelque temps avant l'arrivée à l'hospice sous forme de phtisie galopante avec entérite bacillaire. Bientôt cette tuberculose aboutit à la généralisation en même temps que la fièvre typhoïde évoluait pour son propre compte. Notons que dans ce cas la coexistence des deux affections faillit passer inaperçue, et l'autopsie sembla d'abord contredire le diagnostic de fièvre typhoïde associée à la tuberculose et cependant le séro-diagnostic avait été positif à plusieurs reprises. « Noyée dans l'évolution plus tapageuse de la tuberculose aiguë, éteinte pour ainsi dire au moment de la mort, la fièvre typhoïde a failli nous échapper ; l'examen nécropsique lui-même ne nous a fourni aucun argument en sa faveur. Bien, plus la pauvreté de nos cultures éberthiennes extraites de la rate, nous a prouvé que le bacille typhique était en voie de disparition; que quelques jours plus tard, il se fut sans doute dérobé complètement à nos investigations bactériologiques ; nous ne trouvions plus dès lors que la seule granulie, le tubercule partout, le bacille de Koch, dans tous les organes. Et, de bonne foi, vraiment, nous aurions ajouté notre observation aux quelques faits très rares (peut-être analogues) dans lesquels la réaction agglutinante a été observée au cours de la granulie ! »

M. Pick, de Vienne, a publié un fait à peu près analogue de coexistence de fièvre typhoïde et de tuberculose, où malgré le séro-diagnostic la fièvre typhoïde faillit passer inaperçue.

MM. Chantemesse et Ramond ont rapporté à la *Société médicale des hôpitaux* le 18 juin 1897, un cas de tuberculose aiguë et de fièvre typhoïde combinées dans lequel une méningite tuberculeuse évoluant a masqué cliniquement la fièvre typhoïde cependant révélée par le séro-diagnostic et l'autopsie.

A la même séance, M. Comby a déclaré avoir constaté un fait absolument analogue de méningite tuberculeuse et de fièvre typhoïde associées.

MM. Gentès et Ribereau ont signalé à la *Société d'anatomie et de pathologie de Bordeaux*, le 2 avril 1900, l'observation d'un sujet chez lequel on porta, à cause de l'évolution de la maladie, le diagnostic de broncho-pneumonie tuberculeuse, malgré une séro-réaction de Widal positive ; et à l'autopsie on trouva en même temps des lésions de tuberculose pulmonaire et des lésions intestinales qui semblaient appartenir à la fièvre typhoïde.

Il est bien évident que les faits qui précèdent ne prêtent à aucune confusion ; les observations ont été prises avec toute la précision désirable et on s'est assuré de toutes les garanties possibles contre les chances d'erreur. Il s'agit bien de fièvres typhoïdes légitimes associées à la tuberculose aiguë, puisque le séro-diagnostic (sauf dans le cas de Sarda et Villard) et l'autopsie sont venus affirmer l'existence de la dothiénentérie, alors que la tuberculose était indiscutable ; nous croyons qu'on ne peut soutenir de bonne foi qu'il s'agissait dans tous ces cas simplement de phtisie aiguë à forme typhoïde.

Mais ces cas ne sont pas les seuls qu'on puisse trouver dans la littérature médicale ; si nous les avons signalés les premiers, c'est qu'ils sont indiscutables pour établir la possibilité de l'association de la fièvre typhoïde et de la tuberculose aiguë, association qui a bien existé dans les cas dont nous allons maintenant parler, mais qui est moins nettement prouvée.

Nous pouvons en effet réunir une dizaine de cas en plus de ceux que nous venons de citer, sans compter les trois observations de Mercier qui sont peu démonstratives. M. Bucquoy observe, en 1869, un cas de fièvre typhoïde associée à une méningite tuberculeuse. En 1871, Massini rapporte un cas de tuberculose aiguë survenue dans la période d'état d'une fièvre typhoïde. Burkart (1874) a observé un cas où la granulie vint compliquer un typhus abdominal dans son stade d'apogée. MM. Barié et Colson ont signalé à la *Société anatomique* en 1874 et en 1877 chacun une observation de fièvre typhoïde survenant dans le cours d'une granulie. Dans sa thèse, M. Saleur (1896) nous apporte un nouveau cas personnel, un autre emprunté au professeur Kalindero, de

Bucharest, et deux empruntés à la thèse de Heuschert (Berlin 1892).

Nous ferons remarquer combien ces faits sont rares, relativement au nombre de fièvres typhoïdes et de tuberculoses aiguës qu'on observe chaque année ; mais néanmoins les observations que nous venons de signaler suffisent pour établir la possibilité de cette association morbide.

Association du bacille d'Eberth au bacille de Koch sans dothiénentérie.

De l'étude des observations publiées, nous arrivons à cette conclusion qu'il n'y a aucun antagonisme entre la fièvre typhoïde et la tuberculose, que le bacille d'Eberth et le bacille de Koch peuvent se développer soit successivement soit simultanément sur le même individu.

Un autre fait prouvera bien qu'il n'y a aucune incompatibilité entre ces deux microbes : nous pouvons voir le bacille d'Eberth envahir un organisme déjà en puissance du bacille de Koch, limiter son action dans la région où ce dernier porte lui-même ses efforts, sans avoir besoin d'atteindre son lieu de prédilection, c'est-à-dire l'intestin. Dans la thèse de G. Bruneau (Paris 1893) nous trouvons deux exemples très nets de cette association microbienne, ils sont dus l'un à MM. Charrin et Roger, l'autre à M. Kelsch. Dans ces cas le bacille d'Eberth s'est cantonné là où le bacille de Koch avait créé un lieu de moindre résistance et y a déterminé un processus pathologique :

dans le premier cas il a produit une pleurésie hémorragique, dans le second une pleurésie primitivement hémorragique, puis purulente. Et dans les deux cas, ni l'évolution clinique, ni l'autopsie ne purent faire songer à la fièvre typhoïde.

Les deux fois l'infection éberthienne semble s'être faite par les voies aériennes. Si réellement, il y avait antagonisme entre les deux bacilles, s'ils ne pouvaient se développer sur le même terrain, le bacille d'Eberth n'aurait pu se localiser et devenir pathogène précisément là où il y avait le plus de bacilles de Koch et où les tissus étaient plus imprégnés de ses toxines. On ne nous objectera pas que ce bacille n'avait pu se généraliser dans l'organisme et s'était localisé à la plèvre à cause de son peu de virulence. Les expériences faites par MM. Charrin et Roger, par M. Kelsch prouvent que ce bacille d'Eberth jouissait d'une virulence extrêmement grande.

Plus récemment, en 1897, M. Lemoine a signalé à la *Société médicale des hôpitaux*, le cas d'un malade atteint de tuberculose aiguë et ayant eu quelques années auparavant une fièvre typhoïde, et qui portait dans son intestin des bacilles d'Eberth, celui-ci ne déterminait aucune réaction de l'organisme puisque le séro-diagnostic resta négatif.

L'antagonisme entre la fièvre typhoïde et la tuberculose au point de vue théorique.

Et si maintenant, envisageant la question de plus haut, nous examinons si théoriquement l'antagonisme entre la fièvre typhoïde et la tuberculose est plus ou moins rationnel que la possibilité de leur association, nous sommes conduits à étudier les raisons qui militent en faveur de l'une ou l'autre opinion.

Tout d'abord quelles raisons a-t-on invoquées pour soutenir l'antagonisme ?

On a dit que la fièvre typhoïde choisit ses sujets ; elle ne prend que les gens forts, elle ne survient jamais chez les gens débilités par une maladie chronique, comme la tuberculose.

Cet argument à peine soutenable avant la découverte de l'agent pathogène de la fièvre typhoïde, ne saurait plus être fourni à l'heure actuelle. En effet il nous paraîtrait singulier qu'un microbe attaquât de préférence un organisme sain et résistant, chez lequel les leucocytes pleins de vigueur pourront lui livrer une rude bataille : il serait encore plus étonnant que ce soit surtout chez les sujets vigoureux qu'il ait de préférence un rôle pathogène. Le bacille d'Eberth serait le seul capable de le faire, car nous ne connaissons aucun autre agent d'une maladie infectieuse qui se comporte ainsi : pour que les microbes pathogènes puissent nous rendre malades, il faut que nous soyons en état de réceptivité, d'opportunité morbide, et nous voyons les maladies infectieuses survenir surtout chez les gens qui présentent soit une déchéance organique générale, soit un point faible, un *locus minoris resistantiæ*, par où l'organisme peut être facilement envahi. Et d'ailleurs pour se convaincre que la fièvre typhoïde se comporte comme toutes les autres maladies infectieuses, il suffit d'examiner les antécédents immédiats des typhiques ; on trouve toujours soit un surmenage physique ou intellectuel, soit une maladie antérieure récente (bronchite, rhume, malaise vague, etc.) qui ont diminué la résistance de l'organisme. D'ailleurs tous les auteurs ont remarqué que lorsque les infirmiers sont contaminés dans les hôpitaux, ce n'est jamais au début des épidémies, mais toujours vers la fin, lorsqu'ils sont épuisés par le surmenage : la fièvre typhoïde, en somme peu contagieuse, a attendu le moment favorable pour envahir leur organisme débilité et ne s'est pas montrée au moment où ils étaient encore vigoureux. Mais, pour rester dans le cadre de notre sujet, puisque nous voyons que la syphilis, la pneumonie, l'érysipèle, le rhumatisme, l'infection paludéenne, et tant d'autres maladies graves peuvent coïncider avec la fièvre typhoïde, pourquoi y aurait-il exception pour la tuberculose seule ? Serait-ce parce que la phtisie pulmonaire crée un point de fluxion qui garantit les autres organes par le mécanisme de la dérivation (Forget) ?

Cet argument pouvait avoir sa valeur quand on croyait encore que la fièvre typhoïde n'était qu'une maladie portant uniquement son action sur l'intestin. Mais nous savons aujourd'hui qu'elle est une maladie générale, *totius substantiæ*, et qu'elle n'a point une localisation unique ; par suite son apparition ne peut être empêchée par l'inflammation d'un autre point de l'organisme. Nous savons aussi que le bacille d'Éberth peut se développer et se fixer dans tous les organes et y produire une action pathogène. Si donc le point de fluxion déterminé par la tuberculose pulmonaire, avait, comme le voulait Forget, une influence réelle, nous devrions admettre qu'il crée un *locus minoris resistantiæ* et par conséquent favorise l'invasion de l'organisme par le bacille d'Éberth.

Une autre raison invoquée par Forget pour soutenir l'antagonisme entre la fièvre typhoïde et la tuberculose, c'est que les tuberculeux font moins de ces écarts de régime qui favorisent l'apparition de la dothiénentérie. Celle-ci étant une maladie infectieuse causée par un agent pathogène spécial ne saurait être déterminée de toutes pièces par des écarts de régime : ces derniers ne sont que des causes adjuvantes qui favorisent l'infection par le bacille d'Éberth.

L'argument de Forget ne nous explique pas l'antagonisme de la fièvre typhoïde et de la tuberculose, il nous fait seulement comprendre pourquoi leur association n'est pas plus fréquente.

Les partisans de l'antagonisme n'expliquent pas non plus pourquoi la fièvre typhoïde préserverait de la tuberculose. Ils constatent seulement la rareté des faits de tuberculose consécutive à une fièvre typhoïde qui ont été publiés: « Ce soin jaloux qu'on met à publier ces cas indique précisément que ce fait est rare, car on ne publie guère ce qui est banal et fréquent. On les cite comme on citerait le cas d'une variole se développant peu après une vaccination, précisément pour montrer qu'il n'y a pas de règle sans exception (Revilliod). » De plus les mêmes auteurs contestent l'exactitude du diagnostic de fièvre typhoïde dans la plupart de ces cas. « Signalons l'erreur facile dans le diagnostic de certaines tuberculoses aiguës à forme typhoïde avec la dothiénentérie, erreur d'autant plus facile qu'elle peut persister jusqu'à l'autopsie inclusivement et que la *tuberculose aiguë à forme typhoïde* n'est pas fatalement vouée à la mort. On comprend alors que dans le doute, une guérison même momentanée vienne plaider en faveur de la dothiénentérie. Landouzy, dans sa typho-tuberculose, a précisément pour but de mettre en garde contre ce diagnostic, en constatant que la tuberculose aiguë peut évoluer comme une fièvre typhoïde, y compris la possibilité d'une convalescence, même d'une guérison provisoire ou définitive ; de sorte qu'un auteur

consciencieux, mais non prévenu, peut très bien considérer comme une dothiénentérie une évolution morbide qui n'était autre chose que cette forme spéciale de tuberculose à rechutes. (Revilliod, *Congrès de Montpellier.*) »
Il nous est facile de répondre à ce dernier argument : les faits publiés ces dernières années par M. Galliard, par M. Pipet, et ceux que nous apportons, où le séro-diagnostic de Widal a été positif, nous démontrent bien qu'il est possible que la fièvre typhoïde peut être suivie de tuberculose. On nous dira peut-être que la séro-réaction agglutinante du bacille d'Eberth a été signalée dans les cas de granulie ; non seulement ces faits sont très rares, mais ils ne présentent pas tous une précision suffisamment grande et l'observation de Guinon et de Meunier nous autorise à penser que dans ces cas l'infection éberthienne était éteinte au moment de la nécropsie ou a passé inaperçue. Et maintenant, en présence de ces faits authentiques de fièvre typhoïde suivie de tuberculose, pourquoi admettre que dans les observations rapportées par des cliniciens de la valeur de Louis, Andral, Monneret, Grisolle, Vulpian, Potain, Dieulafoy, Hutinel, etc., il s'agissait souvent de tuberculose aiguë à forme typhoïde. Quant à la rareté des faits publiés, invoquée comme argument, nous ferons constater que tous les cas de tuberculose consécutive à la fièvre typhoïde ne sont pas publiés. Souvent le malade est sorti de l'hôpital avant que les signes de tuberculose soient appréciables ; et on ne publie pas les cas où le bacille de Koch n'a mani-

festé sa présence que quelques mois ou quelques années après la dothiénentérie. De plus les partisans de l'antagonisme tombent dans l'erreur inverse de celle qu'ils attribuent à leurs adversaires ; beaucoup de leurs tuberculoses aiguës à forme typhoïde ne sont que des infections éberthiennes légitimes. Qu'on en juge plutôt par le pronostic qu'ils attribuent aux diverses formes de la tuberculose aiguë. Nous avons vu plus haut M. Revilliod écrire : « *la tuberculose aiguë à forme typhoïde* n'est pas fatalement vouée à la mort. » Et M. du Cazal, dans une leçon faite au Val-de-Grâce a pu dire : « Je suis convaincu que les malades peuvent guérir, en apparence du moins, et pour un temps le plus souvent, dans toutes les formes de la tuberculose aiguë ; mais si cette guérison est *absolument exceptionnelle* dans la forme catarrhale et *plus encore* dans la forme suffocante, je la crois, au contraire, *assez fréquente dans la forme typhoïde* (1). » Cette différence si marquée dans le pronostic des différentes formes de tuberculose aiguë ne tient-elle pas simplement à ce que dans la forme typhoïde on a compris quelques cas de dothiénentérie bien réelle ?

D'autres auteurs (Rilliet et Barthez, Vazeilles) ont fait remarquer que souvent après une fièvre typhoïde, il est possible de constater des signes qui peuvent faire croire à une tuberculose et qui ne sont cependant que des reliquats des manifestations pulmonaires de la fièvre typhoïde. Ces signes disparaîtraient complètement au

(1) *Journal des Praticiens*, 1896, n° 2.

bout d'un temps plus ou moins long. M. Milian dans un article récent (*Presse Médicale*, 1900, n° 86) a attiré l'attention sur ce sujet. Mais cet argument n'est pas destiné à prouver l'incompatibilité entre la fièvre typhoïde et la tuberculose, puisque nous avons des cas où l'autopsie est venu confirmer le diagnostic de la complication. De plus il n'a pas toute la valeur qu'ont bien voulu lui donner ses défenseurs : ces lésions qui disparaissent au bout d'un certain temps ne pourraient-elles pas être de nature tuberculeuse ? Nous savons bien cependant que la tuberculose est curable, très curable même ; pourquoi donc une tuberculose consécutive à une fièvre typhoïde se comporterait-elle autrement que dans les cas ordinaires ? Nous ne voyons pas l'utilité d'admettre une exception en sa faveur, et nous essaierons de le démontrer plus loin. La seule chose à retenir de ce fait, c'est qu'il ne faut pas se hâter de considérer comme tuberculeux tout convalescent de dothiénentérie qui présente quelques signes d'induration pulmonaire, même localisés aux sommets. Nous aurons d'ailleurs désormais pour faciliter notre tâche le séro-diagnostic de la tuberculose.

En somme, nous voyons qu'aucun des arguments invoqués en faveur de l'incompatibilité entre la fièvre typhoïde et la tuberculose ne résiste sérieusement à une critique impartiale. Nous allons voir au contraire que dans l'état actuel de nos connaissances de nombreuses raisons concourent à nous faire admettre la possibilité de la coexistence de ces deux maladies.

Aptitude des tuberculeux à la fièvre typhoïde.

Nous savons que loin de se combattre, la plupart des microbes aiment à s'associer et que cette association accroît leur virulence. Nous savons que le bacille de Koch se trouve bien rarement seul dans la tuberculose pulmonaire; et que souvent il existe en même temps des streptocoques, des pneumocoques, des staphylocoques, etc., auxquels certains auteurs ont fait jouer un si grand rôle dans la production de la fièvre chez les tuberculeux. Pourquoi ferait-il une exception en faveur du bacille d'Eberth? Et nous avons vu plus haut que le bacille d'Éberth pouvait exister dans l'épanchement des pleurésies chez des sujets tuberculeux. Nous savons aussi que le bacille d'Eberth s'associe volontiers à d'autres microbes, le coli-bacille en particulier; qu'il se développe facilement dans des organismes déjà envahis par d'autres microorganismes connus ou inconnus (pneumonie, paludisme, rhumatisme, variole, etc.); pourquoi ferait-il une exception en faveur du bacille de Koch? nous n'en voyons pas la raison. Il nous paraît plus rationnel d'admettre qu'un sujet qui se défend déjà mal contre les attaques d'un microbe, sera mieux qu'un autre disposé pour être envahi par un nouveau microbe. Les conditions qui favorisent le développement du premier ne peuvent être que favorables à l'envahissement de l'autre, puisque la résistance de l'organisme est déjà affaiblie par sa lutte contre le premier assaillant. Il résulte donc que les tuberculeux sont plutôt prédisposés à la fièvre typhoïde par le fait même de leur tuberculose qui les met en état de moindre résistance.

Mais si leur résistance est diminuée, la pénétration de leur organisme par le bacille d'Eberth est favorisée par de nombreuses causes adjuvantes. Nous savons combien sont fréquents chez les tuberculeux les troubles dyspeptiques, combien est fréquente chez eux la diminution de l'acide chlorhydrique dans le suc gastrique : aussi les bacilles d'Eberth introduits par le tube digestif ne pourront être détruits aussi facilement que chez les individus à sécrétion gastrique normale. De plus, pour pénétrer dans l'intimité de l'organisme, ces bacilles non détruits dans l'estomac trouveront des portes d'entrée toutes préparées dans les ulcérations intestinales si fréquentes chez les tuberculeux.

D'un autre côté le bacille d'Eberth pourra envahir faci lement l'organisme d'un autre côté encore chez eux : les lésions des voies aériennes seront des points d'inoculation tout prêts pour le recevoir. Mais, dira-t on, la contagion aérienne de la fièvre typhoïde est très rare, si tant est qu'elle existe. Pourquoi ne serait-elle pas possible? Depuis les recherches expérimentales de M. Sicard de Béziers (communiquées à l'Académie de médecine en 1891), qui a trouvé des bacilles dans l'eau où il recueillait l'air expiré par des typhoïdiques, on peut admettre que l'expiration des malades atteints de dothiénentérie peut chasser des germes spécifiques dans l'atmosphère environnante.

Il y a d'ailleurs un autre mode de contamination de l'air invoqué par M. Arnould dans le *Dictionnaire Dechambre* et admis par la majorité des auteurs : « Il est évident que l'air ne reçoit rien des déjections typhoïdes au moment de leur expulsion puisqu'elles sont humides. Mais lorsque ces matières se sont desséchées sur les linges et la literie, à la faveur des selles involontaires et de la chaleur du patient, voire même sur les planchers ou d'autres surfaces que la négligence des assistants leur a permis d'atteindre et où elle les abandonne, il est clair qu'elles deviennent aisément poussières, tout aussi bien que le feraient des crachats tuberculeux dans des conditions analogues, et que les bacilles typhogènes ou leurs spores se prêtent dès lors à la flottaison dans l'air, sur les ailes des particules organiques, plus volumineuses, qui leur sont associées, excrétions fécales, fibres végétales du linge, villosités des couvertures. On ne voit pas ce qui empêcherait les personnes de l'entourage de respirer ces molécules virulentes et si elles sont réceptives, de contracter par ce mécanisme la fièvre typhoïde. Cette route n'est pas interdite au bacille typhogène plus qu'au bacille tuberculeux. A la rigueur, l'air respiré peut déposer ses bacilles sur les lèvres, dans la bouche, d'où ils sont déglutis. » (Art. Typhoïde, p. 551.)

En résumé, les malades tuberculeux ont, pour contracter la dothiénentérie, en plus des chances ordinaires, des causes prédisposantes supplémentaires provenant à la fois de leurs troubles gastriques et intestinaux, pour la contagion par la voie digestive, et de leurs lésions des voies aériennes (laryngite, bronchite, ulcérations pulmonaires) par la contagion par l'air inspiré.

Et ce qui prouve bien que les tuberculeux sont plus prédisposés à contracter la fièvre typhoïde, que les autres sujets, c'est que lorsqu'ils vivent en contact avec les malades atteints de fièvre typhoïde, ils sont contagionnés très souvent. Nous savons que la dothiénentérie est en somme une maladie bien peu contagieuse et qu'assez rares sont les cas de contagion hospitalière. Si nous examinons les observations qui ont été rapportées ces dernières années, nous serons frappés par ce fait assez curieux et très important à notre point de vue : presque la moitié des cas signalés (où on note l'état antérieur du sujet) se présentent chez des sujets tuberculeux ou suspects de tuberculose : convalescents de pleurésie, de bronchite douteuse, tuberculeux au début ou même plus avancés.

Examinons en effet les cas observés :

En 1897, à la Société médicale des hôpitaux, M. Guinon a signalé trois cas de contagion hospitalière chez trois enfants le premier était atteint d'un purpura simple récidivant : le deuxième était arrivé en pleine attaque de poliomyélite antérieure à type méningitique ; le troisième enfin présentait des *signes de bronchite et de tuberculose initiale du sommet droit*.

M. Bourcy rapporte à la même séance un cas de contagion de dothiénentérie survenue chez une jeune fille entrée pour des accidents hystériques.

A la séance suivante, M. Troisier signale le fait chez une femme entrée pour une *pleurésie gauche*, et en convalescence au moment du début de la fièvre typhoïde.

M. Netter en a vu quatre cas : l'un chez une jeune fille atteinte de rein mobile et de chéloïde (antérieurement atteinte d'*adénite cervicale* et *soignée à Berck*) (1) ; une autre jeune fille atteinte d'eczéma impétigineux de la face ; la troisième était atteinte de *tuberculose pulmonaire* ; la quatrième d'une angine.

M. Galliard en a vu un cas chez un convalescent de *pleurésie*.

M. Richardière, 1 cas chez un syringomyélique.

M. Lemoine, 3 cas chez des rhumatisants.

M. Œttinger, 1 cas chez un malade atteint de rhumatisme noueux.

En 1899, à la Société médicale on communique encore de nouveaux cas :

M. Guinon, 3 chez des jeunes filles atteintes : l'une de

(1) *Th.* de Hauser, Paris, 1896-97.

gastro-entérite légère, l'autre d'ictère simple apyrétique rapidement guéri ; la troisième de *bronchite, peut-être tuberculeuse.*

M. Netter, 2 : l'un chez un sujet atteint de pleurésie purulente opérée, et l'autre chez un choréique.

M. Joffroy, 1 cas chez un mélancolique.

M. Variot déclare : « Sur 115 cas que j'ai observés cette année, je n'ai vu qu'une petite fille atteinte de fièvre typhoïde dans la convalescence d'une *pleurésie.* »

Dans la *Médecine moderne* du 10 janvier 1900, M. Talamon dit avoir vu 2 cas de contagion chez des malades de son service dont l'un était atteint de *pleuro-péritonite tuberculeuse.*

Dans sa thèse soutenue en novembre 1900, Mme Donzeau apporte 4 cas nouveaux de contagion de fièvre typhoïde observés dans le service de M. Grancher : les 2 cas où elle indique l'état antérieur du sujet sont survenus chez des enfants atteints l'un de *mal de Pott,* et l'autre de *tuberculides cutanées* :

Aux cas précédents nous ajouterons le suivant que M. Debrie a publié dans les *Archives de médecine et de pharmacie militaires* (1).

Observation XV (résumée).

Un jeune soldat à antécédents personnels très chargés et présentant un état général mauvais, et une respiration légèrement dimi-

(1) 1900, t. xxxv., p. 62 66.

nuée au sommet droit, est placé dans une chambre avec un malade atteint de fièvre typhoïde grave et lui donne des soins. Quelque temps après la mort du typhique, il présente lui-même des symptômes de fièvre typhoïde, mais le séro-diagnostic est négatif. Cependant les signes de l'infection éberthienne (marche de la température, taches rosées, stupeur, rate volumineuse, diarrhée, etc.) sont très nets et confirment de plus en plus le diagnostic clinique. Le malade meurt et à l'autopsie on trouve dans le poumon gauche de nombreuses granulations tuberculeuses et une caverne de la grosseur d'une noix vers le milieu, et sur l'intestin, en particulier sur l'iléon, on trouve des ulcérations nombreuses et *absolument caractéristiques de la dothiénentérie*.

Si nous additionnons les cas précédents, nous arrivons à un total de 27 cas de contagion hospitalière de fièvre typhoïde pour lesquels 11 sont survenus chez des malades entachés de tuberculose.

Et dans la littérature médicale il n'est pas exceptionnel de trouver des observations de contagion hospitalière survenus chez des tuberculeux. Griesinger dans son *Traité des maladies infectieuses* (1) en publie une observation très démonstrative. Dans sa Clinique médicale (t. III), M. Guéneau de Mussy raconte qu'il reçut un jour dans son service un homme présentant les signes caractéristiques de la tuberculose pulmonaire et qui contracta bientôt la fièvre typhoïde dans la salle en ce moment remplie de typhiques. Dans les *Annales d'hygiène* (1883, 2e Semestre), M. Ollivier publie un cas de contagion de fièvre typhoïde chez une de ses malades entrée

(1) 2e Edition, 1877, traduction française, p. 251.

pour une bronchite et une pleurésie gauche de nature tuberculeuse. *Dans les Archives générales de Médecine* (1881), M. Letulle publie l'observation d'une jeune fille, tuberculeuse avancée, soignée à l'hôpital depuis 2 mois lorsqu'elle contracta la fièvre typhoïde : dans la salle de nombreux cas de fièvre typhoïde existaient en permanence depuis l'année précédente. Dans les *Archives de médecine et de pharmacie militaires* (1885), M. Laveran rapporte de nombreux exemples de contagion hospitalière de fièvre typhoïde dont 8 concernent des malades soignés pour adénite cervicale, bronchite chronique, pleurésie gauche (1), pleurésies, carie osseuse (2). Dans la thèse de M. P. Legendre (1885), l'observation IV, p. 130, concerne une jeune femme « atteinte d'une toux fréquente et sèche qui est peut-être symptomatique d'un début de tuberculose », qui contracte une fièvre typhoïde pendant son séjour à l'hôpital. En 1886, à la discussion sur la contagiosité de la fièvre typhoïde soulevée par l'observation de M. Debove à la Société médicale des hôpitaux, nous pouvons lire (Comptes rendus, page 165) : M. Joffroy : « Au lieu d'une absence complète de cas intérieurs, je dois mentionner celui d'un jeune homme de 19 ans, tuberculeux, qui était à l'hôpital depuis plus d'un mois quand il fut pris de fièvre typhoïde. » Dans la thèse de Labaste (Lyon 1893), l'observation II semble

(1) *Arch. de méd et pharm. militaires*, 1er Sem. 1884, p. 145 (obs. XII XIII, XXIX.)

(2) *Arch. de méd. et pharm. militaires*, 2e Sem., 1884, p. 393, 396, 397, 399.

aussi être un cas de contagion de dothiénentérie chez une jeune fille atteinte de tuberculose au début. Dans la thèse de Hauser (Paris 1896), nous trouvons les observations de M. Netter que nous avons déjà signalées.

Si nous comparons le nombre de ces cas de contagion hospitalière de fièvre typhoïde survenus chez des tuberculeux au nombre total des cas de contagion hospitalière de cette maladie, nous serons frappés de la proportion vraiment grande des tuberculeux atteints et nous devrons admettre qu'il faut l'expliquer par une aptitude spéciale des tuberculeux à la fièvre typhoïde, aptitude créée non pas par la tuberculose en tant que maladie spécifique, mais par la tuberculose en tant que maladie diminuant la résistance de l'organisme par la débilitation qu'elle détermine et par les nombreuses ulcérations qu'elle occasionne.

Mais, nous dira-t-on, si les tuberculeux ont une telle aptitude à la fièvre typhoïde, pourquoi ne voit-on pas plus souvent la coexistence des deux maladies? C'est maintenant que nous allons reprendre un des arguments de Forget : les tuberculeux font moins de ces écarts de régime qui favorisent l'apparition de la fièvre typhoïde et en particulier l'ingestion du bacille d'Eberth : souvent soumis à un régime alimentaire spécial, souvent soumis à un repos prolongé, ils n'ont ni l'occasion ni le besoin d'absorber autant d'eau que les gens sains et nous savons que les 9/10 des fièvres typhoïdes ont une origine hydrique. Et c'est ce qui nous explique pourquoi la fièvre typhoïde est de plus en plus rare à mesure que la tuberculose est plus avancée, parce que le régime et l'alimentation du tuberculeux le mettent de plus en plus à l'abri de l'ingestion de bacilles d'Eberth, exception faite bien entendu pour les malades séjournant dans les mêmes salles que les typhiques : ceux-là peuvent en effet être envahis par les voies respiratoires et de plus leurs aliments peuvent servir de véhicule au bacille d'Eberth ; nous lisons en effet dans Legendre (*Thérapeutique de la fièvre typhoïde*), page 323 : « Dans une salle de typhoïsants on a laissé à découvert du lait stérilisé : il s'est ensemencé rapidement de bacilles typhiques qui s'y sont multipliés. Aussi Arnould qui cite ce fait croit-il dangereux de boire du lait, de la tisane ou même de l'eau qui ont séjourné dans la chambre d'un typhique sans être hermétiquement couverts. Si le lait est trop souvent empoisonné par l'addition d'eau souillée, il y a des exemples de contamination par l'air. » Tryde et Salomonsen à Copenhague en 1881, puis Uspodel à Augsbourg et Birsch-Hirchfeld à Leipzig ont constaté la présence du bacille d'Eberth dans les salles d'hôpital, et récemment (1897), M. Germano a montré que le bacille typhique résistait à la dessication et pouvait par conséquent être transporté par l'air à l'état de virulence : il est évident que dans ces conditions ce seront les malades qui présenteront des lésions des voies aériennes et en particulier les tuberculeux qui auront le plus de chances d'être contagionnés, s'ils vivent dans ce milieu : mais nous savons que les faits de contagion hospitalière sont eux-mêmes rares.

Prédisposition à la tuberculose créée par la fièvre typhoïde.

Si on veut bien réfléchir aux conditions qui favorisent l'éclosion de la tuberculose, on verra qu'elles sont presques toutes réunies chez un sujet atteint de fièvre typhoïde et on sera étonné qu'on ait pu prétendre que la dothiénentérie préserve de la tuberculose.

Nous savons en effet que toutes les causes débilitantes favorisent la tuberculisation ; et la dothiénentérie est une des maladies qui affaiblissent le plus la résistance de l'organisme, nous le verrons plus loin. Comme le dit fort bien Janez : « il nous paraît difficile d'admettre qu'il (le tubercule) soit susceptible d'être éloigné pour toujours après l'évolution d'une fièvre typhoïde ou d'un virus quelconque ; il n'y a pour ce qui nous concerne qu'une condition qui mette l'individu à l'abri des atteintes de ce redoutable ennemi, c'est une constitution robuste étayée sur une excellente hygiène. Inutile d'ajouter que ce ne sont pas là malheureusement les qualités désirables conférées au patient après une première atteinte de fièvre typhoïde. »

En revanche nous trouvons chez les convalescents de dothiénentérie toutes les conditions nécessaires pour favoriser le développement du bacille de Koch, lorsqu'il existe préalablement dans l'organisme, et rendre plus facile sa pénétration, lorsqu'il vient du dehors.

La résistance de l'organisme est en effet considérablement affaiblie pendant la fièvre typhoïde, d'abord par sa lutte contre le bacille d'Eberth, qui épuise son énergie, et par une série de causes adjuvantes qui en sont la conséquence. La diète prolongée imposée au malade, le mauvais fonctionnement de l'intestin rendent impossibles une réparation efficace des forces du sujet que les hémorragies, souvent fréquentes, et la diarrhée presque continuelle contribuent encore à débiliter. Dans ces conditions, si dans un point quelconque le bacille de Koch attend le moment de manifester sa présence, il ne manquera pas de saisir l'occasion, surtout si quelques autres bacilles venus de l'extérieur viennent exalter sa virulence. C'est alors que nous verrons survenir ces cas de tuberculose aiguë qui emportent si rapidement les malades.

D'ailleurs les voies d'accès pour les bacilles de Koch sont multipliées par la fièvre typhoïde. Il est évident que les lésions spéciales à la dothiénentérie sur le pharynx, l'estomac, l'intestin serviront de porte d'entrée toute préparée lorsque le bacille tuberculeux cherchera à pénétrer avec les aliments par les voies digestives. S'il veut pénétrer par les voies respiratoires, la bronchite et la congestion pulmonaire, qui ne sont pas rares au cours de la fièvre typhoïde, viendront le favoriser ; on sait en effet que les épithéliums altérés par l'inflammation sont de mauvaises barrières pour empêcher l'envahissement de l'organisme par les microbes pathogènes.

De plus la fièvre typhoïde favorise la contagion tuberculeuse en exigeant un long séjour des malades à l'hôpital dans des salles où le plus souvent les malades tuberculeux abondent et dont les poussières sont chargées de bacilles de Koch.

Dans ces conditions et si on veut bien se rappeler que les antécédents tuberculeux ne sont pas rares chez les malades atteints de fièvre typhoïde, on ne sera pas étonné de voir ces malades devenir tuberculeux pendant leur fièvre typhoïde ou leur convalescence ; on sera même surpris que le fait ne soit pas plus fréquemment observé. Mais plusieurs raisons expliquent cette rareté, plus apparente que réelle : d'abord la plupart des typhiques sont renvoyés de l'hôpital dès que la maladie est terminée et que les forces sont à peu près revenues ; ils échappent ainsi à l'observation ultérieure. De plus les convalescents de fièvre typhoïde sont dans d'excellentes conditions pour guérir d'une tuberculose au début : leur appétit est en général exagéré, et leur permet de faire la suralimentation si favorable à la guérison de la tuberculose : le repos au grand air dans lequel ils vivent le plus souvent est encore un des moyens les plus en faveur pour arriver au même but. Et il est bien évident que plusieurs malades, qui avaient été envahis par le bacille de Koch pendant leur fièvre typhoïde, ont pu s'en débarrasser pendant leur convalescence avant qu'il ait pu produire des lésions appréciables.

La fièvre typhoïde crée-t-elle, comme la rougeole, la variole, etc., une certaine prédisposition pour l'avenir à la tuberculose ? Le fait est évident puisque nous avons vu que M. Leudet, s'appuyant sur une statistique considérable, a montré que 22 % des typhiques deviennent tuberculeux. Nous avons vu aussi combien les chances d'infection étaient grandes dans le cours de la fièvre typhoïde ; sans doute, sous l'influence d'une convalescence bien dirigée les lésions tuberculeuses encore peu considérables peuvent s'arrêter ou même guérir ; mais il est bien probable que dans quelques cas elles attendront l'occasion favorable de reprendre leur marche et cela pendant plus ou moins longtemps ; beaucoup de tuberculoses survenant plusieurs années après la fièvre typhoïde n'ont pas d'autre origine. De plus les lésions bronchiques et pulmonaires déterminées par la dothiénentérie peuvent avoir été assez profondes pour constituer toujours, malgré leur guérison, un *locus minoris resistantiæ* qui favorisera plus tard la pénétration des bacilles de Koch lorsque ceux-ci tenteront d'envahir le sujet. Il est à remarquer aussi que c'est surtout les enfants que la dothiénentérie prédispose à la tuberculose à plus ou moins brève échéance : et celà se conçoit ; en plus des conditions précédentes, on trouve chez eux de nouvelles causes de tuberculisation : on sait combien les maladies infectieuses ont d'influence sur le développement ultérieur des enfants, tant au point de vue physique qu'au point de vue intellectuel, et combien ces maladies affaiblissent leur résistance aux infections ultérieures; en effet, au sortir de ces maladies, pendant leur convalescence, leur organisme est surmené et ne peut toujours suffire à la tâche qui lui est imposée; non seulement il faut qu'il répare les forces que lui a enlevées la maladie, comme cela se passe chez l'adulte, mais il faut encore qu'il acquière les éléments nécessaires à son développement ultérieur, généralement hâté par la maladie. On conçoit donc que sous l'influence de ce double travail, il reprenne plus lentement sa résistance aux infections; et si une mauvaise hygiène, une mauvaise alimentation, du surmenage viennent encore s'ajouter, il sera dans les meilleures dispositions pour contracter la tuberculose. Dans cette prédisposition il n'y a rien de particulier à la fièvre typhoïde.

En résumé, des considérations qui précèdent, il résulte qu'au point de vue étiologique la fièvre typhoïde et la tuberculose n'ont l'une sur l'autre aucune influence qui leur soit spéciale, elles ne s'attirent ni ne se repoussent en tant que maladies spécifiques ; leurs cas d'association s'expliquent par des causes d'ordre général (diminution de la résistance de l'organisme favorisant une infection secondaire déjà facilitée par la multiplication des portes d'entrée); la rareté de ces cas est due aux conditions hygiéniques qui mettent les individus à l'abri d'une deuxième infection et favorisent la lutte contre cette infection, si malgré tout elle se produit.

Au point de vue théorique, il est donc plus rationnel d'admettre la possibilité de l'association de la fièvre typhoïde et de la tuberculose que de croire à leur incompatibilité. En effet pour soutenir notre opinion, nous n'avons besoin de faire appel à aucune exception, de soupçonner d'inexactitude aucun diagnostic, il nous suffit d'invoquer les lois qui régissent la pathologie en général et tout s'explique naturellement : la coïncidence des deux infections sur le même terrain comme la rareté de cette association. Pour défendre l'antagonisme au contraire, il faut accumuler exceptions sur exceptions : la fièvre typhoïde ne choisirait que les sujets vigoureux et ferait exception aux autres maladies infectieuses (variole, rougeole, diphtérie, etc.) ; celles-ci prédisposent à une atteinte plus ou moins éloignée de tuberculose, seule la fièvre typhoïde ferait exception ; la tuberculose qui ne préserve pas des autres maladies infectieuses (syphilis, pneumonie, etc.) ferait une exception en faveur de la fièvre typhoïde, comme celle-ci en ferait en sa faveur ; peut-être y a-t-il des cas où ces deux maladies ont pu coïncider, mais ce sont là des exceptions qui confirment la règle ; d'ailleurs ces cas ne sont peut-être pas aussi nombreux qu'on le dit : parmi eux sont rangées des erreurs de diagnostic, etc., etc. Une telle règle reposant sur tant d'exceptions ne saurait être une loi.

DEUXIÈME PARTIE

Fièvre typhoïde survenant chez un tuberculeux.

Étude clinique

Symptomatologie. — Souvent la tuberculose préexistante n'a guère d'influence sur la marche de la fièvre typhoïde (Dieulafoy) ; celle-ci se comporte comme dans les cas ordinaires et sa symptomatologie est déterminée surtout par la virulence de l'agent infectieux et l'état de résistance du malade.

Cependant quelquefois certains symptômes sont modifiés par le fait de la tuberculose et dans certains cas ces modifications pourront attirer l'attention sur l'existence préalable de la tuberculose.

Tout d'abord c'est le début qui est plus insidieux, plus prolongé, il semble que la période d'incubation soit un peu plus longue, l'organisme paraît plus lent à réagir contre l'infection. A cette période les hémorragies sont peut-être un peu plus rares que dans les cas ordinaires.

Au moment de la période d'état, on peut aussi constater quelques différences. Si l'infection éberthienne s'est faite par voie aérienne, nous verrons survenir de préférence une fièvre typhoïde à forme thoracique. Les phénomènes pulmonaires seront très marqués et souvent on pensera à une poussée de tuberculose aiguë.

La courbe thermique est aussi parfois modifiée : la température est alors moins élevée que dans les cas simples ; elle se maintient volontiers autour de 39° et dépasse rarement 39°5. Il semble que l'organisme réagisse moins que chez les sujets non tuberculeux.

Mais il est un signe d'une grande importance et sur lequel Chollet a déjà attiré l'attention dans sa thèse : c'est l'*accélération du pouls*. Il y a une discordance très nette entre la courbe du pouls et la courbe de la température. Tant que la fièvre typhoïde évolue seule, la courbe sphygmographique se trouve toujours de beaucoup au-dessous de la courbe thermique, c'est-à-dire que, par exemple, le thermomètre est aux environs de 40° et le pouls n'est qu'à 80 ou 90. Mais si la tuberculose, maladie accélératrice du pouls par excellence, s'en mêle, nous voyons que pour la même température le pouls est à 110 ou 120. Ce fait peut être remarqué dans presque toutes les observations publiées jusqu'ici. Cependant malgré sa fréquence, le pouls est en général assez fort et régulier et on peut toujours constater le phénomène du dicrotisme.

L'éruption des taches rosées est peu influencée par la tuberculose. Tantôt elles sont rares, tantôt elles sont confluentes comme dans les cas ordinaires.

La rate est généralement volumineuse.

Quant aux phénomènes nerveux, ils sont peu modifiés, la stupeur est peut-être moins marquée.

Pendant le cours ou vers la fin du second septénaire, les hémorragies ne sont pas rares : épistaxis, métrorragies, hémorragies intestinales; mais d'une façon générale, elles sont peu abondantes, et même dans le cas contraire, elles ont peu d'influence sur la température. C'est à peine si on voit alors un abaissement de quelques dixièmes de degré.

La diarrhée ne semble influencée ni dans sa fréquence, ni dans ses caractères. La constipation n'est pas exceptionnelle.

Des sueurs abondantes se montrent parfois de temps à autre.

Au moment de la convalescence, nous trouvons aussi des caractères particuliers : les phénomènes thoraciques, au lieu de s'amender, augmentent progressivement, du moins pendant quelque temps ; le pouls au lieu de tomber au-dessous de la normale reste assez fréquent (90 à 100). L'émaciation est extrême et l'embonpoint est plus lent à revenir, car l'appétit est toujours moins accentué et plus capricieux que chez les sujets non tuberculeux. De temps à autre on constate le soir une légère poussée fébrile que rien n'explique.

Pronostic. — Le pronostic de la fièvre typhoïde elle-même, quand elle survient chez un tuberculeux, est peu modifié : il dépend comme toujours de la virulence des bacilles d'Eberth, des formes de la maladie et de la résistance du sujet. Il est évident que la tuberculose aggrave cependant un peu le pronostic, mais seulement à cause de la débilitation plus ou moins grande dans laquelle elle a mis le sujet.

Quelle sera par contre l'influence de la fièvre typhoïde sur la marche ultérieure de la tuberculose? C'est là la question qui domine le pronostic. La plupart des auteurs admettent que la tuberculose reçoit un coup de fouet et prend une marche aiguë après la fièvre typhoïde. Mais l'examen des faits nous amène à cette conclusion : quand la fièvre typhoïde survient chez un sujet déjà tuberculeux, au début, ou plus avancé, son action sur la tuberculose est bien différente selon les cas. Dans quelques-uns elle ne semble avoir aucune influence, la tuberculose continue sa marche ni plus rapidement ni plus lentement qu'elle ne l'aurait fait sans la dothiénentérie (observations XIII, XV, XVI de la thèse de Pipet, deux de nos observations personnelles), dans d'autres cas, au contraire, la tuberculose qui jusque-là avait présenté une marche chronique prend une allure aiguë et entraîne bientôt la terminaison fatale. C'est le cas le plus habituel, et les observations publiées par M. Galliard en 1880 en sont des exemples très nets. C'est aussi ce qui s'est présenté dans une de nos observations inédites. Comme l'a fort bien fait remarquer M. Widal, dans ces cas « la maladie prend le malade tuberculeux et le laisse phtisique. »

Dans des cas plus rares, mais non exceptionnels cependant, la tuberculose semble rétrocéder sous l'influence de la fièvre typhoïde, et le malade est guéri à la fois de sa dothiénentérie et de sa tuberculose ; cette opinion, motivée par des faits assez nombreux, a été soutenue par Rilliet et Barthez, Révilliod, Pidoux, etc. « La tuberculose ne sera jamais une cause déterminante des tubercules ; loin d'activer, elle tendra à ralentir la marche de ceux qui existent déjà et à les faire passer à l'état crétacé (Revilliod). » Nous trouvons de ce fait de nombreux exemples : Rilliet et Barthez rapportent 4 cas où les tubercules sont devenus crétacés après la fièvre typhoïde ; Revilliod en cite une observation dans sa thèse et une autre dans son rapport au *Congrès de Montpellier* ; Guéneau de Mussy (*Clinique médicale*, 1883, t. III, p. 568) dit qu'un observateur distingué, le docteur Folley, a vu trois fois la tuberculose pulmonaire enrayée après des attaques de dothiénentérie à forme grave, et dans ces cas cependant les lésions pulmonaires étaient déjà assez avancées. Chez le malade de M. Crespin (*Congrès de Lille*, 1899), après la fièvre typhoïde on ne perçoit plus les signes cavitaires si apparents avant la maladie et l'infiltration de la partie postérieure du poumon semble aussi se limiter.

Ce fait peut paraître extraordinaire au premier abord ; cependant, si on veut bien y réfléchir, on verra qu'il n'est pas aussi surprenant qu'il le semble : « Sans doute un tuberculeux d'une constitution débile, s'il est atteint d'une pareille maladie, en supportera mal le choc ; mais si le processus dothiénentérique se développe chez un sujet dont la constitution est moins entamée et offre des éléments de résistance, est-il possible qu'en s'emparant de l'organisme, il puisse se modifier et arrêter un travail de tuberculisation ? Cela doit être rare, mais je n'oserais dire que cela est impossible (Guéneau de Mussy). » Et de cela, nous trouvons plusieurs explications plausibles :

1°. Nous savons que le bacille de Koch supporte mal les températures élevées et qu'il cesse de se développer à partir de 39° ou 40°; si donc la fièvre typhoïde maintient la température aux environs de 40° pendant plusieurs jours, il est bien évident que la virulence du bacille de Koch sera considérablement amoindrie. On sait en effet quelle heureuse influence a quelquefois l'érysipèle sur les tuberculoses cutanées et en particulier le lupus. De plus, M. Revilliod cite une observation dans laquelle un malade épileptique, qui était rentré à l'hôpital avec une infiltration bacillaire des deux sommets et dont la fièvre se maintint pendant 15 jours entre 39° et 40°, sortit au bout de quelque temps suffisamment guéri pour reprendre son travail.

2°. Pendant la convalescence de la fièvre typhoïde, l'appétit du malade est toujours exagéré ; s'il se maintient pendant un certain temps dans cet état et si la tuberculose n'a pas encore trop altéré les fonctions digestives, il est évident que l'organisme pourra facilement reprendre des forces et lutter contre un microbe dont la virulence est amoindrie. On sait en effet qu'un des meilleurs moyens de guérir la tuberculose est la suralimentation.

3°. De plus, le repos au grand air, l'hygiène qu'on ordonne aux convalescents de fièvre typhoïde sont encore des conditions qui favorisent la cicatrisation des lésions tuberculeuses.

C'est en effet là le traitement qui réussit le mieux pour lutter contre le bacille de Koch dans les cas ordinaires ; c'est celui qu'on emploie journellement dans les sanatoria : suralimentation, excellente hygiène, repos au grand air. Il donne d'excellents résultats dans les tuberculoses habituelles, pourquoi n'en donnerait-il pas de semblables lorsque les malades auraient eu la fièvre typhoïde ?

Il est bien entendu que le convalescent de dothiénentérie ne s'exposera pas à une nouvelle infection tuberculeuse en vivant dans un milieu où les bacilles de Koch seront en grande quantité : ceux-ci, dont la virulence n'est pas diminuée, viendront apporter un nouveau secours aux bacilles de l'organisme et les conditions de lutte ne seront plus les mêmes ; si l'invasion nouvelle est suffisante, non seulement l'organisme ne pourra résister, mais encore la tuberculose prendra une marche plus rapide qu'avant la fièvre typhoïde.

Et il en sera de même à toutes les périodes de la tuberculose que celle-ci soit ou paraisse éteinte, qu'elle soit en évolution ou qu'elle soit à l'état latent ; sa marche ultérieure sera toujours influencée par le milieu où vivra le sujet, par l'état de résistance de son organisme, par l'état de ses fonctions digestives.

Aussi dans beaucoup de cas, la tuberculose doit passer inaperçue, chez des typhiques : nous voulons parler de la tuberculose latente; dans ces cas, lorsque l'organisme n'est pas trop débilit, la fièvre typhoïde est pour lui l'occasion de se débarrasser définitivement de ses bacilles de Koch, et le malade guéri de sa dothiénentérie l'est aussi de sa tuberculose. La fièvre typhoïde détermine une réaction salutaire qui permet de terrasser un adversaire contre lequel il se défendait sans énergie.

Mais malheureusement, la plupart du temps il n'en est pas ainsi ; au moment de l'apparition de la fièvre typhoïde le sujet est déjà un peu affaibli par sa tuberculose latente qui a usé peu à peu sa résistance et qui n'attend qu'une occasion pour manifester sa présence ou reprendre son évolution ; dans ce cas la dothiénentérie ne fera que jouer le rôle de cause déterminante, et la plupart des tuberculoses qui apparaissent dans la convalescence de la fièvre typhoïde ne reconnaissent pas une autre étiologie.

D'une façon générale, quel pronostic faut-il porter en présence d'une fièvre typhoïde survenant chez un tuberculeux ? Les avis sont partagés, mais la plupart des auteurs, et en particulier les auteurs allemands pensent que le pronostic est toujours grave, et que la mort en est souvent la terminaison ; mais ils ne tiennent pas compte suffisamment de l'état du sujet au moment de l'apparition de la fièvre typhoïde : beaucoup de leurs malades étaient épuisés, surmenés physiquement et moralement lorsqu'ils sont tombés malades. Nous croyons avec R. Gral, Heuschert, Pipet, etc., que la tuberculose ne modifie pas notablement le pronostic de la fièvre typhoïde. Mais si le pronostic immédiat est sensiblement le même, on doit réserver l'avenir, car souvent le malade ne se remet pas suffisamment pour lutter contre sa tuberculose, et celle-ci au bout d'un temps plus ou moins long pourra reprendre sa marche et même dans certains cas recevoir une impulsion plus vive, surtout si le malade est exposé à une nouvelle infection.

Diagnostic. — Lorsque nous nous trouverons en présence d'une fièvre typhoïde chez un tuberculeux avéré, comment reconnaîtrons-nous qu'il s'agit bien d'une vraie dothiénentérie et non pas d'une poussée aiguë de tuberculose, d'un de ces cas de typho-bacillose décrit par M. Landouzy? Nous avons actuellement un moyen de diagnostic que nous estimons absolument exact, nous voulons parler de la séro-réaction de M. Widal. On a prétendu, il est vrai, avoir trouvé le séro-diagnostic positif dans certains cas de granulie à forme typhoïde, mais le cas de Guinon et Meunier nous autorise à penser que c'est moins une erreur du séro-diagnostic qu'une insuffisance d'observation de la part des auteurs qui ont publié ces cas.

D'autre part on nous a donné divers signes cliniques qui permettent de distinguer les deux maladies : le professeur Landouzy a montré que les taches rosées étaient toujours absentes dans les cas de typho-bacillose, on a dit aussi que le tuberculeux a moins de stupeur que le typhique, les troubles nerveux, l'ataxie sont moins accusés, mais il éprouve des douleurs dans les masses musculaires de la nuque, une hyperesthésie cutanée une céphalée intense, qui sont moins accentuées sinon rares dans la fièvre typhoïde.

Le tracé thermique de la typho-bacillose est bien différent du tracé thermique de la fièvre typhoïde. Il ne s'élève pas si haut, il n'est pas régulier, il affecte dès le début de grandes oscillations comme dans le stade amphibole de la dothiénentérie ; de plus le type inverse est assez fréquent.

Nous ne donnerons pas comme moyen de diagnostic la recherche des bacilles d'Eberth dans les selles ; c'est un moyen de diagnostic d'une assez grande difficulté et peu fidèle ; car d'après Schneider et Remlinger il est possible de trouver des bacilles d'Eberth dans les selles de gens en bonne santé ou malades, mais sans fièvre typhoïde.

La ponction de la rate peut déceler la présence de bacille d'Eberth.

Quelle *thérapeutique* allons-nous opposer à la fièvre typhoïde survenant chez un tuberculeux ?

Nous avons vu quelle était l'action des hautes températures sur le bacille de Koch. Il nous paraît donc utile de ne pas abaisser par des bains froids la température du malade tant qu'elle ne menacera pas directement son existence. Nous croyons qu'une température de 40°, loin d'être nuisible au tuberculeux, sera souvent un moyen pour lui de se débarrasser de sa tuberculose. Dans la plupart des cas où la maladie préexistante a paru rétrocéder, il a fallu, pour une raison quelconque (hémorragie intestinale ou collapsus, etc.), cesser les bains froids lorsqu'ils avaient été institués et souvent (cas de Rilliet et Barthez) il n'en avait pas été question. Donc, dans les cas où l'auscultation nous fera craindre des lésions de tuberculose, surtout si les antécédents sont un peu suspects, pas de bains froids tant que la température ne dépassera pas 40°. Au-dessus de ce chiffre, nous croyons utile de refroidir le malade. Un des cas les plus nets où l'abaissement de la température semble avoir eu une influence rapidement funeste sur la tuberculose est l'observation IV de Babinski (1), où la malade resta pendant un mois dans un bain tiède.

Une autre indication résulte du fait de la tuberculose préexistante : celle d'alimenter le malade le plus tôt qu'on pourra le faire sans craindre de complications graves. Il faut fournir à l'organisme le moyen de réparer ses pertes assez rapidement et avant que le bacille de Koch ait recouvré sa virulence première ou qu'une nouvelle infection vienne se produire. Ce sera le meilleur moyen de raccourcir à la fois la convalescence de la fièvre typhoïde et de hâter la guérison des lésions tuberculeuses.

(1) *Journal des connaissances médicales*, 1882.

Il est bien évident qu'il faudra soustraire avec un soin tout particulier les malades dans ces conditions à toute possibilité de contamination ; aussi faudra-t-il autant que possible les mettre dans une salle séparée des autres malades et leur donner un personnel spécial et exempt de tout soupçon de tuberculose. Il faudra aussi leur ordonner le repos et le séjour au grand air toutes les fois que ce sera possible dès les premiers jours de leur convalescence.

En un mot ce ne sera pas tant contre la fièvre typhoïde que le médecin devra diriger ses efforts que contre la tuberculose dont il devra autant que possible empêcher une nouvelle recrudescence ou arrêter la marche.

Tuberculose consécutive à une fièvre typhoïde.

Étude clinique.

Nous avons montré qu'il n'était pas exceptionnel de voir survenir une tuberculose chez des sujets convalescents de fièvre typhoïde ; nous savons que cette tuberculose peut être une première manifestation d'une infection ancienne mais latente, ou être dûe à une infection nouvelle déterminée par un séjour prolongé dans une atmosphère chargée de bacilles de Koch ; la plupart des cliniciens actuels (Potain, Dieulafoy, Bard, etc.) estiment que dans la majorité des cas il s'agit simplement du réveil d'une tuberculose latente. « Sans doute, la tuberculose pulmonaire se développe parfois chez un convalescent de fièvre typhoïde et il est difficile d'affirmer qu'il n'y ait pas eu infection hospitalière ; mais, pour ma part, je n'ai jamais vu la tuberculose chronique évoluer dans ces conditions que chez des sujets qui présentaient déjà, au moment de leur admission des signes incontestables aux sommets. L'infection hospitalière est plus probable quand la complication affecte les allures d'une tuberculose aiguë granuleuse. J'en ai observé plusieurs cas. » (Potain, *Sem. médicale*, 1899, p. 138).

Et cette idée du réveil d'une tuberculose latente cadre bien avec ce que nous avons montré de l'aptitude particulière des tuberculeux à contracter la fièvre typhoïde.

La séro-réaction de MM. Arloing et Courmont nous donnera peut être désormais la fréquence de ces cas et permettra de faire la part qui revient à chacun des deux groupes.

Symptomatologie.— Quoiqu'il en soit, que l'infection soit d'origine endogène ou exogène, le début est identique: « Le malade semblait guéri de sa fièvre typhoïde, mais voilà que la fièvre reparaît, on croit d'abord à une rechute, mais c'est une tuberculose aiguë ou une phtisie à marche plus ou moins rapide qui se déclare. J'ai observé avec Jaccoud et Bergeron un cas analogue chez une jeune fille de 17 ans. » (Dieulafoy. *Manuel de Path. int.*) (1).

C'est toujours après une accalmie fébrile de quelques jours que débute la tuberculose ; comme on a commencé à alimenter le malade on pense invariablement à une rechute, d'autant plus que le plus souvent rien n'attire l'attention du côté de la poitrine. Ce n'est que quelques jours après que la toux apparaît et le plus souvent non accompagnée de crachats.

Bientôt ensuite se montrent les sueurs nocturnes, l'ano-

(1) 12e édition, 1900, t. IV, p. 145.

rexie reparait ou plus exactement l'appétit devient irrégulier, capricieux. Ce début, on le retrouve dans la plupart des observations publiées, celles de MM. Cornil, Babinski sont même inscrites sous le nom de *rechutes de la fièvre typhoïde*. Dans nos observations le même fait s'est produit, mais comme nous avions à notre disposition le séro-diagnostic, nous avons constaté, non sans étonnement d'ailleurs, qu'*après avoir été constamment positif pendant toute la durée de la fièvre typhoïde, il était nettement négatif dès que la tuberculose venait à entrer en scène.*

Après un tel début, on constate bientôt dans la poitrine des signes évidents de lésions pulmonaires. Quelle interprétation allons nous donner à ces phénomènes sthétoscopiques ?

Trop souvent la marche galopante de la maladie viendra nous renseigner : nous verrons survenir rapidement tous les signes d'une tuberculose aiguë, souvent généralisée, parfois localisée aux poumons et dans ces derniers cas le pneumothorax ne sera pas exceptionnel. Le cas de M. Fernet, *France médicale*, 1883, 1er sem., p 482.), celui de M. Guéneau de Mussy (*Clin. méd.* 1883, t. III, p. 491), notre observation V en sont des exemples très nets.

Dans d'autres cas plus rares, on est assez embarrassé pour porter un diagnostic, mais souvent le laboratoire peut venir à l'aide de la clinique. En effet, souvent pendant la convalescence d'une fièvre typhoïde, il est possible de constater à l'auscultation de la poitrine des signes qui peuvent faire croire à une tuberculose et qui ne sont cependant que des reliquats des manifestations pulmonaires de la dothiénentérie. Récemment M. Milian (*Presse médicale*, 1900, n° 86) a attiré de nouveau l'attention sur ce sujet. Comme dans la tuberculose, on constate alors une toux sèche, fréquente, au sommet d'un poumon, ou des deux, de la matité et des bruits anormaux simulant des craquements, l'état général est languissant, la fièvre revient de temps à autre ; de plus, comme le malade est extrêmement amaigri, l'habitus extérieur et tous les signes que nous venons d'énumérer sont susceptibles d'induire en erreur le médecin non prévenu, et celui-ci sera bien étonné au bout d'un temps, parfois assez long (un mois ou deux), de voir tous ces signes disparaître, et le sujet reprendre une santé parfaite. C'est à ce genre d'accidents que fait allusion Franck, (cité par Revilliod), lorsqu'il dit : « Etiam si tussis diu post febres typhodes remaneat atque plura signa phtiseos pulmones periculum portendere videantur, vix time si æger aliunde pectore sano instructus sit ; excepto enim rarissimo casu metastaseos ad pulmones nunquam mali quid inde venisse conspeximus. » C'est aussi à ces cas que font allusion Rilliet et Barthez ; c'est sur eux que Vazeilles (Thèse de Paris 1884) a attiré l'attention, cependant les deux observations qu'il rapporte sont bien peu convaincantes et surtout dans le premier cas il semble bien qu'il s'agissait de tuberculose, mais de tuberculose heureusement influencée par la fièvre typhoïde. Janez a aussi signalé la possibilité de ces erreurs.

Mais cependant nous croyons qu'il est possible de diagnostiquer ces cas et de les distinguer d'une tuberculose commençante ; en effet il existe plusieurs signes qui ont à nos yeux une grande valeur.

1° Dans le cas de tuberculose, le pouls au lieu de tomber au-dessous de la normale, comme c'est fréquent dans la convalescence régulière de la fièvre typhoïde, reste au contraire rapide : il n'est pas rare de le voir au-dessus de 90 ou même de 100. Il est régulier, mais le dicrotisme a disparu.

2° La courbe de la température aussi est différente : dans les cas de tuberculose on voit se produire régulièrement le soir une élévation thermique atteignant 38°, ou 38°5 ; mais le matin la température est revenue à la normale ; rien ne peut expliquer cette fièvre ; tandis que dans les convalescences anomales de la fièvre typhoïde, mais sans tuberculose, on voit des élévations de température plus notables, passagères, et explicables par une émotion, un écart de régime, etc.

3° Les sueurs nocturnes sont rares dans le cours de la convalescence de la fièvre typhoïde et sont au contraire fréquentes au début de la tuberculose pulmonaire.

4° L'appétit est toujours exagéré au début de la convalescence de la dothiénentérie ; mais lorsque la tuberculose entre en scène, il diminue rapidement ou plutôt il devient capricieux : et souvent le malade présente en outre les troubles digestifs du début de la tuberculose : il tousse après avoir mangé, il a des nausées et quelquefois des vomissements.

5° L'amaigrissement au lieu de diminuer progressivement, se maintient ou augmente dans le cas de tuberculose.

6° Dans les cas où il ne s'agit que de reliquats de manifestations pulmonaires de la fièvre typhoïde, les phénomènes thoraciques sont perceptibles déjà pendant le cours de la dothiénentérie; dans la tuberculose consécutive, ils ne commencent à se montrer que pendant la convalescence. Dans ce dernier cas, le processus morbide a paru terminé pendant un certain temps et ce n'est qu'après une accalmie plus ou mois longue qu'on voit apparaitre les signes de la nouvelle maladie. En somme lorsque le malade se tuberculise après la fièvre typhoïde, son histoire clinique peut se diviser en 3 périodes : fièvre typhoïde, convalescence en apparence normale mais correspondant à l'incubation du bacille de Koch, puis tuberculose ; dans les autres cas on ne peut pas distinguer les 3 périodes.

7° Quand le malade expectorera (ce qui est rare dans les observations publiées), l'examen des crachats pourra avoir une grande valeur au point de vue du diagnostic, si on y trouve des bacilles de Koch. Si on n'en trouve pas, il ne faudra pas se presser de conclure contre la tuberculose, car nous savons bien que les crachats des tuberculeux ne contiennent pas toujours des bacilles de Koch, surtout quand la tuberculose est encore fermée.

8° Enfin nous avons encore à notre disposition plusieurs procédés de laboratoire : l'un, l'épreuve de la tuberculine, est réputé comme comportant quelque danger par plusieurs cliniciens, il est surtout employé en Allemagne ; l'autre au contraire est absolument inoffensif, la séro-réaction de MM. Arloing et Courmont nous indique facilement s'il s'agit de tuberculose ou non. Mais pour que les renseignements soient complets, il faut que le séro-diagnostic de la tuberculose ait déjà été essayé au début de la fièvre typhoïde en même temps que le séro-diagnostic de Widal pour éliminer la possibilité d'une tuberculose préexistante.

Parfois au lieu d'une tuberculose pulmonaire, on voit survenir une tuberculose péritonéale, une tuberculose intestinale, favorisées par les ulcérations intestinales de la fièvre typhoïde qui ont facilité la localisation du bacille de Koch. Birsch-Hirchfeld et Pariser qui en ont rapporté des exemples font même jouer un grand rôle à ces ulcérations intestinales dans l'étiologie de la tuberculose post-dothiénentérique. Dans le cas de M. Giraudeau (*Rev. de Médec.*, 1834) la porte d'entrée de la tuberculose intestinale semble bien être dans les ulcérations typhiques.

La tuberculose méningée qui peut se montrer après la fièvre typhoïde ne présente rien de particulier (Cas de Roger, *Archiv. de Médec.*, 1840, p. 297).

Il en est de même de la tuberculose osseuse qui peut survenir dans la convalescence d'une dothiénentérie, comme dans l'observation V, de la thèse de Labaste (Lyon 1893). D'ailleurs ces cas sont trop peu nombreux pour qu'on en puisse tracer un tableau clinique bien net.

Quand il s'agit d'une tuberculose survenant plus ou

moins longtemps après une fièvre typhoïde, il n'y a rien de particulier à signaler. La convalescence semble régulière et pendant plusieurs mois le sujet paraît revenu à la santé ; cependant si on l'observait avec beaucoup de soin, on remarquerait que la guérison n'a pas été absolument complète ; il a conservé une faiblesse générale qui résiste à tous les traitements ; son appétit est capricieux, après avoir été pendant plus ou moins longtemps excellent. Des sueurs abondantes apparaissent fréquemment et au moindre effort. Le pouls est assez fréquent, souvent au-dessus de 90°. De temps à autre le malade a de légères poussées congestives et si on prenait sa température, on constaterait une légère élévation thermique ; survienne un refroidissement, le malade va s'enrhumer et ce « rhume négligé » ne sera autre chose que le début d'une tuberculose qui prendra son allure et sa marche habituelle.

Pronostic. — Quel pronostic devrons-nous porter en présence d'une tuberculose apparaissant après une fièvre typhoïde ? Rangerons-nous cette tuberculose parmi les tuberculoses bénignes comme le fait M. Revilliod (Congrès de Montpellier) ?

Nous avons vu que lorsqu'une tuberculose latente se manifestait seulement après une fièvre typhoïde, son apparition dénotait un défaut de résistance de l'organisme assez accusé ; aussi, quand nous verrons survenir cette tuberculose chez un sujet ayant des antécédents douteux, devrons-nous réserver notre pronostic : c'est surtout chez ces malades en état de moindre résistance, qu'on voit survenir rapidement la tuberculose aiguë entraînant la mort dans un bref délai comme dans la plupart des observations (Babinski, Le Covec, Gral, Birsch-Hirchfeld, Mettenheimer, etc.). Dans ces cas on est frappé de l'étendue et de la profondeur des lésions constatées à l'autopsie. M. Pipet a fait remarquer dans sa thèse que « dans le coup de fouet donné à l'infection tuberculeuse, la fièvre typhoïde intervient encore pour localiser dans une certaine mesure les lésions nouvelles. De même que les tubercules déjà existant au sommet appellent au sommet la congestion qu'on trouve d'ordinaire aux bases dans la dothiénentérie, de même cette élection particulière aux bases de la congestion pulmonaire typhique crée un lieu de prédisposition pour l'éclosion de nouveaux tubercules aux parties inférieures du poumon. »

Donc chez un individu prédisposé, une tuberculose post-typhoïdique comporte un pronostic réservé, mais non fatalement grave, car les cas de tuberculose chronique ne sont pas exceptionnels et nous savons qu'ils peuvent guérir.

Quand l'infection est récente, ce qui n'est pas rare dans les hôpitaux (Hanot, Homolle), le pronostic de la tuberculose dépend surtout de l'état de résistance du sujet et des soins qui lui seront donnés. La tuberculose ne sera ni plus bénigne, ni plus grave que si elle survenait chez le même sujet n'ayant pas eu la fièvre typhoïde mais mis dans le même état de débilitation pour une cause quelconque (surmenage physique ou intellectuel, mauvaise hygiène, etc.).

Diagnostic. — Comment distinguer le début d'une tuberculose post-typhoïdique, d'une rechute de fièvre typhoïde ?

D'une façon générale, ce sera facile : la courbe de la température suffira le plus souvent à faire le diagnostic, dans la rechute le thermomètre montera plus haut et ses oscillations seront plus régulières que dans la tuberculose ; l'anorexie se montrera, tandis que dans la tuberculose il n'y a que des irrégularités de l'appétit. De plus la toux et les signes d'auscultation et de percussion viendront bien vite attirer l'attention sur les poumons dans le cas de tuberculose.

Dans les cas de granulie, de tuberculose péritonéale ou méningée, le diagnostic sera le plus souvent extrêmement difficile et ne sera fait qu'à l'autopsie.

Il suffira d'un peu d'attention pour ne pas confondre le début d'une tuberculose avec la fièvre déterminée par la reprise de l'alimentation ou par la coprostase chez les typhiques.

D'une façon générale, d'après plusieurs auteurs, Guéneau de Mussy, Murchison, etc., on devra toujours songer à la tuberculose quand on verra le début d'une convalescence d'une fièvre typhoïde être brusquement interrompu par une élévation subite de la température et qu'on ne trouvera aucune cause susceptible de l'expliquer.

Il est évident qu'il sera indiqué de rechercher, si on le peut, quelle sera la séro-réaction de la tuberculose par le procédé de MM. Arloing et Courmont.

Le *Traitement* ne présentera rien de particulier ; ce sera celui qu'on emploie journellement contre la tuberculose. Dans les cas de tuberculose aiguë il est bien évident que presque toujours il sera illusoire. Mais dans la tuberculose chronique il donnera assez souvent des guérisons durables, car nous ne saurions trop insister sur ce point, que beaucoup d'auteurs semblent oublier : la tuberculose consécutive à la fièvre typhoïde peut aussi bien guérir que dans les cas ordinaires.

Fièvre typhoïde et tuberculose évoluant simultanément.

Quand l'infection éberthienne et l'infection tuberculeuse se font simultanément, comme le cas s'est présenté dans le cas de Sarda et Villard, ou quand la fièvre typhoïde survient chez un malade dont la tuberculose est vraiment en voie d'évolution, il est bien difficile de tracer le tableau clinique qu'on peut observer alors. Les symptômes varient non seulement d'après la prédominance de l'une ou l'autre infection, mais d'après la période de la maladie ; et chaque malade présente un tableau clinique individuel.

Dans le cas de Bucquoy (Soc. méd. hôp. 1869) les « deux maladies marchaient concurremment sans paraître s'influencer et conservaient leurs traits distinctifs. »

Dans le cas de Sarda et Villard, pendant quelques jours la fièvre typhoïde occupe nettement le premier plan et ce n'est que plus tard que la méningite entre en scène pour jouer le premier rôle jusqu'au dernier moment.

Dans le cas de Guinon et Meunier le tableau est tout autre. « D'abord doué de tout l'habitus tuberculeux, présentant des localisations cutanées et pulmonaires non discutables, il évolue ensuite comme un typhoïde, avec cette particularité que l'intestin reste absolument indemne ; les taches rosées, la courbe thermique, enfin la séro-réaction ne peuvent nous laisser aucun doute ; puis au milieu d'une rechute dont l'allure est d'ailleurs tout anormale, il entre dans la troisième et dernière période et finit comme il avait commencé, en phtisique succombant à une poussée aiguë. »

Dans l'observation de MM. Chantemesse et Ramond, comme dans celle de M. Comby, c'est la méningite qui tient le premier rôle et le diagnostic clinique est méningite tuberculeuse ; mais le séro-diagnostic dénote une fièvre typhoïde associée, et l'autopsie vient montrer la coexistence des lésions de dothiénentérie et des lésions tuberculeuses.

Si nous envisageons l'association de la fièvre typhoïde avec la tuberculose en voie d'évolution au point de vue du *pronostic*, nous verrons que cette combinaison d'infections a toujours été mortelle ; et cela se conçoit ; comment l'organisme résisterait-il à ces deux maladies lorsque l'une d'elles suffit souvent à le terrasser ?

Pourra-t-on porter le *diagnostic* de cette combinaison pendant la vie ? Sarda et Villard écrivaient en 1893 : « Il aurait été sûrement intéressant de rechercher maintenant quels sont les caractères cliniques qui peuvent per mettre d'affirmer cette combinaison pendant la vie. Mais nous pensons qu'il ne saurait en pareil cas, en dehors de la recherche des deux bacilles du vivant du malade, exister de règles certaines de diagnostic. Les symptômes doivent varier non seulement d'après la prédominance de l'une ou l'autre infection, mais d'après la période de la maladie. Il nous paraît également que chaque malade doit présenter un tableau clinique individuel. C'est au tact médical et au savoir clinique à discerner les éléments de l'une et l'autre affection. » Actuellement nous disposons de nouveaux moyens : le séro-diagnostic de Widal nous permet de déceler la fièvre typhoïde (cas de Guinon et Meunier, Chantemesse et Ramond, Comby, Pick, Gentès et Ribereau) ; souvent les signes cliniques suffiront pour faire reconnaître la tuberculose, sinon on pourra rechercher la séro-réaction d'Arloing et Courmont.

Le *traitement* à opposer à cette association morbide, est illusoire, on le conçoit facilement. Le médecin devra surtout faire de la thérapeutique symptomatique et diriger ses efforts contre les phénomènes qui menaceront le plus directement l'existence.

Conséquences pratiques.

Nous espérons avoir montré que loin d'être inaptes à contracter la fièvre typhoïde, les tuberculeux pouvaient facilement être contagionnés en vivant au milieu de typhiques ; nous avons montré aussi que les cas de tuberculose, soit aiguë, soit chronique, ne sont pas exceptionnels après la fièvre typhoïde et que quelques-uns d'entre eux sont dus à la contagion hospitalière (Hanot, Homolle, Potain). Aussi il nous semble que quelques mesures prophylactiques seraient nécessaires et suffiraient pour prévenir tout danger de contagion hospitalière de l'une ou l'autre maladie. Sans doute on nous dira que ces cas de contamination directe sont rares, mais cependant ils sont encore trop fréquents et nous estimons que la tâche du médecin n'est pas remplie tant qu'il n'a pas pris toutes les mesures nécessaires pour éviter les maladies évitables.

1° On ne discute plus la contagiosité de la fièvre typhoïde, les cas de contagion sont maintenant trop nombreux et trop bien observés ; aussi la première chose à faire, c'est d'isoler les malades atteints de dothiénentérie. Ils éviteront ainsi de contagionner les autres malades et seront moins exposés eux-mêmes à contracter les infections secondaires qui peuvent venir se greffer sur leur fièvre typhoïde et en particulier la tuberculose.

2° Dans le choix du personnel destiné à leur donner des soins, il faudra éviter soigneusement les sujets tuberculeux ou même ceux qui seront soupçonnés de tuberculose : nous avons vu qu'ils étaient plus aptes à contracter la fièvre typhoïde et que celle-ci pouvait avoir chez eux les plus funestes conséquences. De plus, s'ils étaient porteurs d'une tuberculose ouverte, ils pourraient être une cause de contamination tuberculeuse pour les malades confiés à leurs soins.

3° Dans les asiles où l'on envoie les convalescents de fièvre typhoïde, on devrait veiller à ce que les tuberculeux en soient soigneusement écartés. En outre on devrait y surveiller avec beaucoup de soin les convalescents et au moindre symptôme douteux les isoler des autres individus.

4° Il est bien évident que l'isolement des tuberculeux s'impose aussi dans leur intérêt et dans celui des autres malades. Il est inutile d'insister.

CONCLUSIONS

Arrivé au terme de notre travail, nous pouvons le résumer en ces quelques propositions :

1° Il n'y pas d'antagonisme entre la fièvre typhoïde et la tuberculose et il ne saurait y en avoir ; les cas d'association de ces deux maladies, sans être très fréquents, sont loin d'être exceptionnels comme le soutiennent quelques auteurs ; leur rareté s'explique, non pas par une incompatibilité spéciale, mais par des raisons d'ordre général : les conditions hygiéniques dans lesquelles vivent les individus atteints de l'une ou l'autre maladie.

2° On peut voir la fièvre typhoïde survenir à toutes les périodes et dans toutes les formes de la tuberculose. Celle-ci semble même prédisposer en quelque sorte à la fièvre typhoïde en mettant l'organisme en état de moindre résistance et en créant des lésions qui peuvent servir de porte d'entrée au bacille d'Eberth ; nous avons essayé d'en donner la preuve.

3° La tuberculose peut se montrer pendant la convalescence d'une fièvre typhoïde, soit comme première manifestation d'une tuberculose ancienne latente, soit comme infection secondaire récente ; elle peut survenir aussi à plus ou moins longue échéance après la dothiénentérie : dans tous ces cas la fièvre typhoïde n'agit pas en tant que maladie spécifique, mais comme maladie débilitante favorisant le développement du bacille de Koch après avoir rendu plus facile sa pénétration dans l'organisme par ses lésions spéciales.

4° La fièvre typhoïde et la tuberculose aiguë peuvent se montrer chez le même malade, évoluer parallèlement et unir leurs efforts pour amener rapidement la terminaison fatale.

5° *Au point de vue clinique*, quand la fièvre typhoïde survient chez un tuberculeux, son allure clinique est peu modifiée ; le symptôme le plus net qui caractérise cette association morbide, c'est l'augmentation très appréciable du nombre des pulsations par rapport à la température. La convalescence aussi est plus longue que dans les cas ordinaires. Le pronostic immédiat de la fièvre typhoïde est peu assombri ; mais si quelquefois la tuberculose est heureusement influencée, le plus souvent sa marche est accélérée par la fièvre typhoïde et il n'est pas rare de voir survenir une tuberculose aiguë qui emporte rapidement le malade.

6° La tuberculose consécutive à une fièvre typhoïde ne présente rien de spécial ni dans sa marche, ni dans son pronostic ; son début simule souvent une rechute de fièvre typhoïde ; le plus souvent elle revêt la forme aiguë, mais quelquefois elle prend la forme chronique ordinaire

7° Quand la fièvre typhoïde et la tuberculose aiguë évoluent en même temps chez le même sujet, selon les cas c'est l'une ou l'autre des deux maladies qui occupe le premier plan ; on ne reconnait souvent l'autre qu'à l'autopsie ou par les séro-réactions de Widal ou d'Arloing et Courmont.

8° Dans leur intérêt comme dans l'intérêt général, il faut isoler les malades atteints de fièvre typhoïde et ceux atteints de tuberculose.

INDEX BIBLIOGRAPHIQUE

LAENNEC. — *Traité de l'auscultation médiate*, 1823, t. I, p. 645.

LOUIS. — *Traité de la fièvre typhoïde*, 1830, t. I, p. 332.

TAUPIN. — *Journal des connaissances médico-chirurgicales*, novembre et décembre 1839, janvier 1840.

ANDRAL. — *Clinique médicale*, t. I et t. IV, 1840.

ROGER. — *Archives de médecine*, 1840, p. 207.

FORGET. — *Traité de l'Entérite folliculeuse*, 1841, p. 331.

LASCHAU. — Typhus abdominal superven. pulm. Tub. (*Œsterr. med. Wochenschr. Wien*, 1844).

LEUDET. — Phtisie aiguë chez l'adulte. *Thèse*, Paris. 1851.

THIRIAL. — Mémoire sur quelques difficultés de diagnostic dans certaines formes de fièvre typhoïde (*Union médicale*, 1851 et 1852).

RILLIET et BARTHEZ. — *Traité des maladies de l'enfance*, 1853, t. II, p. 708 et t. III, p. 414.

MERCIER. — De la fièvre typhoïde dans ses rapports avec la phtisie aiguë. *Thèse*, Paris, 1855.

THIRIAL. — Antagonisme entre la fièvre typhoïde et les maladies graves en général et spécialement de l'antagonisme entre la fièvre typhoïde et la phtisie pulmonaire (*Union médicale*, 1855).

ZIMMERMANN. — Akute Tub. der Lungen und abdom. Typhus. (*Memorabilien Heilbr.*, 1860).

VOGEL. — *Klinische Unterhaltungen über den Typhus.* 1860.

GUÉNEAU DE MUSSY. — *Leçons sur les causes de la phtisie pulmonaire*, p. 24, 1860.

PERROUD. — *Etude sur la tuberculose*, Lyon, 1861, p. 216.

VALLEIX. — *Pathologie interne*, 1862-1866.

MONNERET. — *Pathologie interne*, 1862, t. II, p. 343, t. III, p. 318.

REVILLIOD. — De l'action de quelques maladies aiguës sur la tuberculisation, *Thèse*, Paris, 1865.

C. PAUL. — De l'antagonisme en pathologie et en thérapeutique, *Thèse d'agrégation*, Paris, 1866.

PETER. — De la tuberculisation en général. *Thèse d'agrégation*, 1866, p. 96.

GRISOLLE. — *Pathologie interne*, 1866.

HERARD et CORNIL. — *De la phtisie pulmonaire*, 1867, p. 706.

GRIESINGER. — *Traité des maladies infectieuses*, 1868.

HOFFMANN. — *Untersuchen über die pathol. anat. Veranderungen der Organe beim abdom. Typhus.* Leipzig, 1869.

BÉHIER. — *Soc. méd. hôp.*, 1869. Cas de Bucquoy.

— *Soc. méd. hôp.*, 1870. Cas de Coindet, p. 175.

BETKE. — Die Complicationen des abdominal Typhus. *Th.*, Berlin, 1870.

WILLIAMS. — *The cause of pulmonary consomption. St-Georges hospit. Reports*, 1870.

BIRSCH-HIRCHFELD. — Ueber miliar Tuberkulose nach abdominales Typhus (*Arch. Heilkr.*, 1871).

METTENHEIMER. — *Beobachtungen über typhoïde Erkrankungen der franzosischen Kriegsgefangenen in Schwerin*, Berlin 1872.

DAMASCHINO. — Etiologie de la tuberculose. *Thèse d'agrégation*, 1872.

FLEUROT. — Influence de la fièvre typhoïde sur la tuberculose pulmonaire. *Thèse*, Paris, 1872.

CORNIL. — *Soc. méd. hôp.*, 1872. p. 94.

MASSINI. — *Ueber die Heilbarkeit des Lungenschwindsucht*, II, 112, 1873.

PIDOUX. — *Etudes générales et pratiques sur la phtisie*, 1873.

Burckart. — Ueber Miliartuberk. und über das Verhaltniss der tuberk. uberhaupt zum abdom. Typh., *Deutsch. arch f. klin. med.*, Leipzig, 1873.

Barié. — Cas de fièvre typhoïde chez un tuberculeux. *Bull. soc. anat.*, 1874.

Liebermeister, Eichhorst, Niemeyer et Ruehle. — *Ziemssen-Handbuch der speciellen Pathologie und Therapie*, 1876, t. ii, p. 182, t. ii, p. 984, t. ii, 680.

Haas. — Ileotyphus mit nachfolgend. miliartuberk. *Prag. med. Wochenschr.*, 1877.

Gerhardt. — Compendium. Manuel des maladies des enfants, 1877.

Colson. — Fièvre typhoïde dans le cours d'une granulie. *Soc. anat.*, 1877, p. 50.

Guillermet. — Etude sur les complications pulmonaires de la fièvre typhoïde et spécialement les plus rares. *These*, Paris, 1878.

Le Covec. — Sur quelques cas de fièvre typhoïde chez les tuberculeux. *Thèse*, Paris, 1878.

Murchison. — *La fièvre typhoïde*, traduction française, 1878, p. 46 et 167.

E. Bouchard. — Etude sur une épidémie de f. typhoïde observée dans un service de l'hôpital des Enfants-Malades. *Th.*, Paris, 1878, p. 28 et 38.

Castex. — Contribution à l'étude des accidents pulmonaires de la fièvre typhoïde. *Thèse*, Paris, 1879.

Hanot. — *Dictionnaire Jaccoud.* Article Phtisie, 1879.

Vulpian et Raymond. *Clinique médicale de la Charité*, 1879, p. 443.

Galliard et Hayem. — Fièvre typhoïde et tuberculose. *Union médicale*, 1880, 2e semestre, p. 481.

Béhier et Hardy. — *Traité élément. de path. int.*, 1880, t. iv, p. 111.

Schutz. — Abdom. Typhus mit nachfolgend. Miliartuberk. *Prag. med. Woch.*, 1881.

Senator. — Uber ein Fall von acuter Miliartuberk. mit dem ausgepragten Bilde des abd. Typhus. *Berlin. Klin. Wochenschr.*, 1881.

Ducloux. — Contribution à l'étude des accidents pulmonaires de la fièvre typhoïde. *Th.*, Montpellier, 1882.

BABINSKI. — *Journal des Connaissances médicales*, 1882, p. 329 et suiv.

HUTINEL. — Étude sur la convalescence et les rechutes de la fièvre typhoïde. *Thèse d'agrégation*, 1883.

FERNET. — *France médicale*, 1883, 1er sem., p. 482.

GRAL (Régis). — De la fièvre typhoïde chez les tuberculeux. *Th.*, Paris, 1883.

CHOLLET. — De la tuberculose au cours de la fièvre typhoïde. *Th.*, Paris, 1883.

JANEZ. — Contribution à l'étude de l'antagonisme en pathologie, et spécialement de l'antagonisme de la fièvre typhoïde et de la tuberculose. *Th.*, Lyon, 1883.

GUENEAU DE MUSSY. — *Clinique médicale.*, t. III, 1884, p. 568.

AUG. OLLIVIER. — Contagion de la fièvre typhoïde spécialement dans les hôpitaux. *Ann. d'hygiène*, 1883, 2me sem., p. 235.

LETULLE. — *Arch. gén. de médecine*, nov. et déc. 1884.

LAVERAN. — De la contagion de la fièvre typhoïde. *Arch. de med. et de pharm. mil.*, 1884, 1re et 2me semestre.

VAZEILLES. — Complications pulmonaires de la fièvre typhoïde simulant la tuberculose. *Th.*, Paris, 1884-85.

HOMOLLE. — Article Fièvre typhoïde. *Dictionnaire Jaccoud*, 1884.

HANOT. — Article Tuberculose. *Dictionnaire Jaccoud*, 1884.

GIRAUDEAU. — Fièvre typhoïde. Tuberculose intestinale. *Rev. de Méd.*, 1884, p. 564 et suiv.

POTAIN. — Pleurésie et tuberculose dans le cours de la fièvre typhoïde. *Gaz. Hôp.*, 1885, p. 1186.

TOUSSAINT. — *Archives de méd. et pharm. milit.*, 1885, t. VI, p. 190.

P. LEGENDRE. — Dilatation de l'estomac et fièvre typhoïde. *Th.*, Paris, 1885.

LANDOUZY. — Typhobacillose. *Gaz. Hôp.*, 1886, 14 janvier.

LEUDET. — *France médicale*, 1886, 1er semestre, p. 233.

Société médicale des hôpitaux. Discussion sur la contagion de la fièvre typhoïde, 1886.

Pariser. — *Th.*, Berlin, 1886.

Robin. — Leçons de clinique et de thérapeutique médicale. 1887, p. 194 et 205.

Grancher et Hutinel. — Article Phtisie du *Dict. Dechambre*, 1887.

Vinerta y Rodriguez. — Essai sur les relations de la phtisie pulmonaire avec quelques maladies aiguës. *Th.*, Paris, 1887-1888.

Grüber. — Ueber Complicationen von Ileo-typhus und Tuberkulose. *Th.*, Munich, 1887.

Bobinet. — Quelques faits de tuberculose pulmonaire consécutive à une fièvre typhoïde. *Th.*, Paris, 1888.

Jaccoud. — Fièvre typhoïde chez un sujet tuberculeux. *Gaz. Hôp.*, 1888, p. 253.

Heuschert. — Die Beziehungen des abd. Typhus zur Tuberk. *Th.*, Berlin, 1892.

Kelsch. — Tuberculose pulmonaire et bacille typhique. *Acad. de méd* (fév. 1892).

Bruneau.—Complications broncho-pulmonaires de la fièvre typhoïde, *Th.*, Paris, 1892-93.

Labaste. — De quelques complications de la convalescence de la fièvre typhoïde. *Th.*, Lyon, 1892-93.

Aribat. — Des associations microbiennes dans la tuberculose. *Th.*, Montpellier, 1892-93.

Loison et Simonin. — Association de la fièvre typhoïde et de la tuberculose. *Arch. de méd. et ph. mil.*, oct. 1893.

Sarda et Villard. — Un cas de fièvre typhoïde et de tuberculose aiguë combinées. *Rev. de Méd.*, 1893. p. 852.

Revilliod. — *Rev. méd. de la Suisse rom.*, 1893.

Dodero. — Contribution à l'étude des rapports de la tuberculose pulm. et de la f. typh. *Th.*, Lyon, 1893-94.

Haushalter. — Association de la f. typhoïde et de la tubercul. aiguë. *Rev. méd. de l'Est*, 1895, p. 355.

Saleur. — Association de la f. typhoïde et de la tuberculose aiguë. *Thèse*, Nancy, 1895-96.

De Cazal. — Fièvre typhoïde et tuberculose aiguë. *Journ. des Praticiens*, 1896, n° 2, p. 17.

Jolly. — Fièvre typhoïde chez un tuberculeux. *Société anatomique*, juin 1896, p. 457.

Josué et Clerc. — F. typhoïde. Séro-diagnostic. Autopsie. *Soc. anat.* 1896, p. 618.

Lemoine. — Bacille d'Eberth chez un tuberculeux. *Soc. méd. Hôp.*, 1896.

Remlinger et Schneider. — Ubiquité du bacille typhique. *Ann. de l'Inst. Pasteur*, 25 janv. 1897.

Guinon et Meunier. — Tuberculose et fièvre typhoïde associées, séro-diagnostic. *Soc. méd. Hôp.*, 2 avril 1897.

Chantemesse et Ramond. — Méningite tuberculeuse. Séro-diagnostic positif, *Soc. méd. Hôp.*, 18 juin 1897.

Société médicale des Hôpitaux, 1897. — Contagion de la fièvre typhoïde.

Potain. — Grippe et fièvre typhoïde chez un tuberculeux. *Abeille médicale*, 17 avril 1897.

Galliard. — Tuberculose post-dothiénentérique. *Méd. Mod.*, 25 sept. 1897.

Revilliod. — Rapport sur les formes de la tuberculose pulmonaire. Congrès de Montpellier, 1898.

F. Widal. — Rapport sur les associations microbiennes. Congrès de Montpellier, 1898.

Pauly. — De la contagion hospitalière de la fièvre typhoïde. *Rev. de Méd.*, 1898, pp. 605-620.

Potain. — De la fièvre dans la convalescence de la dothiénentérie. *Sem. Méd.*, 1899, p. 138.

S. Arloing et Dumarest. — Antagonisme de la fièvre typhoïde et de la tuberculose. *Bull. Soc. Biol.* 1899, p. 837.

Rodet. — Essai de traitement de la tuberculose expérimentale par des cultures de bacilles d'Eberth et coli. *Bull. Soc. Biol.*, 1899, p. 907.

Crespin. — Congrès de Lille. V. *Bull. méd.*, 1900, p. 744.

Soc. Méd. Hôp., 1899. Contagion hospitalière de la f. typhoïde.

A. Pipet. — Tuberculose et fièvre typhoïde. *Thèse*, Paris, 1899-1900.

Debrie. — Typho-tuberculose ; séro-diagnostic négatif infirmé par l'autopsie. *Arch. de méd. et pharm. militaires*, 1900, t. xxxv, 62-66.

Gentès et Ribereau. — Tuberculose aiguë ; séro-diagnostic positif. *J. de méd. de Bordeaux*, 1900, xxx, 369.

Busquet. — Des suites éloignées des maladies infectieuses dans l'armée. *Arch. de méd. et pharm. mil.*, 1900, 2e sem., p. 207.

Milian. — Fièvre typhoïde et tuberculose chronique. *Presse méd.*, 17 octobre 1900, p. 275.

Talamon. — Contagion de la fièvre typhoïde. *Méd. Mod.*, 1900, n° 3.

Mme S. Donzeau. — Contribution à l'étude de la contagion directe de la f. typhoïde principalement chez l'enfant. *Thèse*, Paris, 1900-1901.

Eshner. — Pulmonary tuberculosis wit intercurrent typhoïd fever complicated by pneumonia triple infection. *Amer journ. of. med. scienc.*, juillet 1899.

Belilos (D. A.). — Negative serum reaction in a case of typhoïd fever complicated with lung tuberculosis, *Lancet*, Lond., ii, 84, 1900.

IMPRIMERIE DEVERDUN, BUZANÇAIS (INDRE).

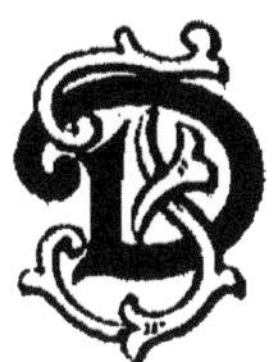

BUZANÇAIS (INDRE), IMPRIMERIE F. DEVERDUN.

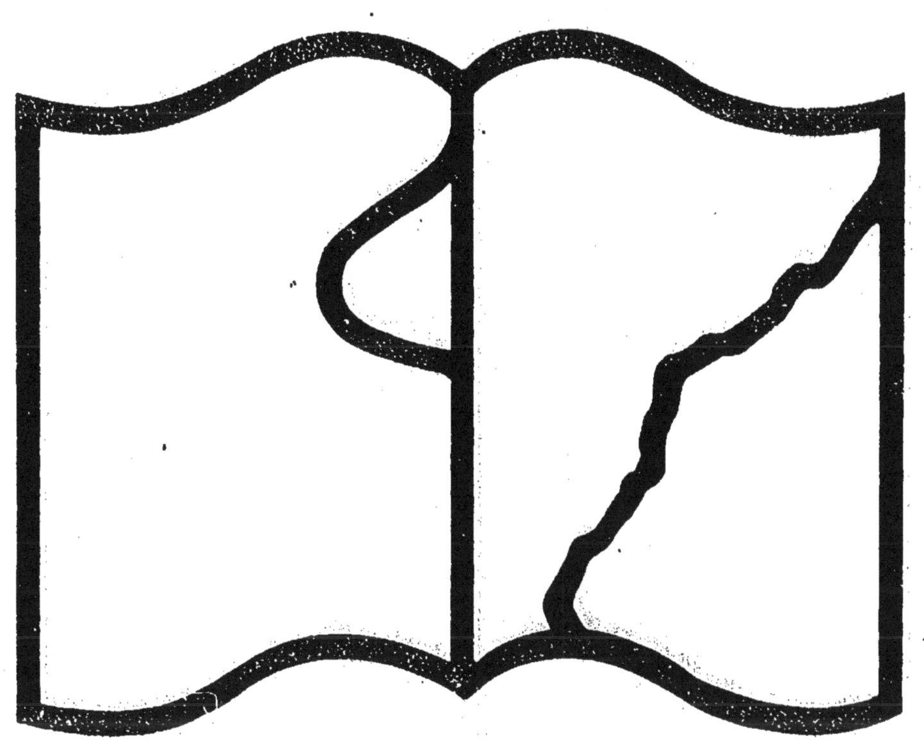

Texte détérioré — reliure défectueuse

NF Z 43-120-11

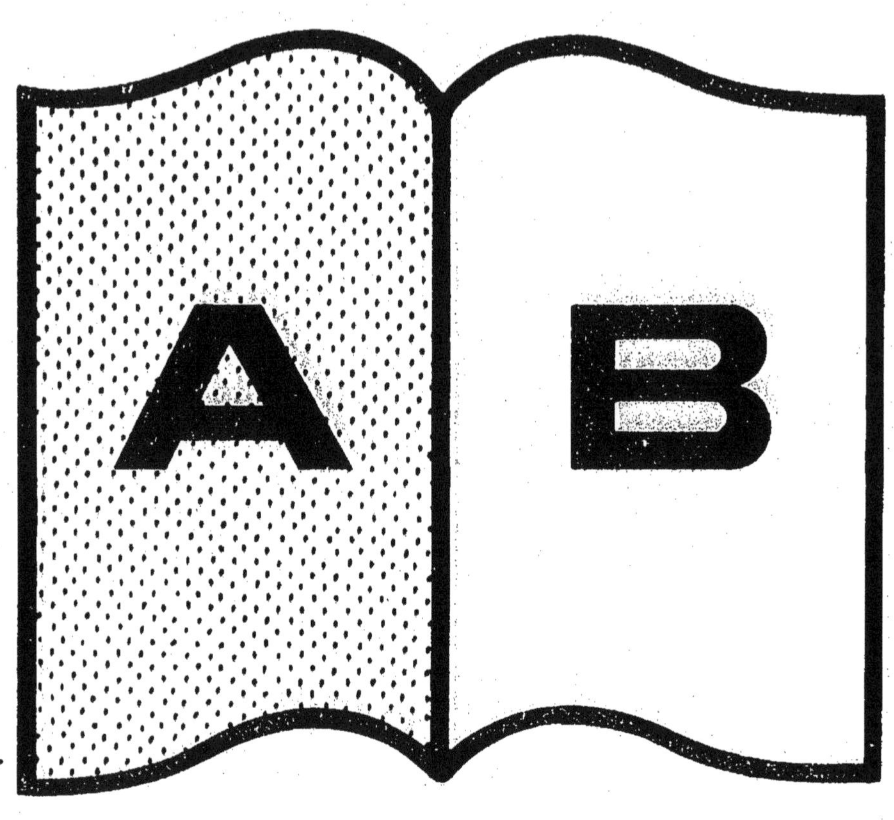

Contraste insuffisant

NF Z 43-120-14

www.ingramcontent.com/pod-product-compliance
Ingram Content Group UK Ltd.
Pitfield, Milton Keynes, MK11 3LW, UK
UKHW021039230726
13926UKWH00004B/1555